だいわ文庫

一生太らない体をつくる「腸健康法」

我慢しないでムリなく痩せる81の方法

藤田紘一郎

大和書房

はじめに
老け顔の人ほど早死にしやすい

南デンマーク大学で老化の研究をしているK・クリステンセン教授は、**見た目が老けている人は、実際の寿命も短い**という研究結果を発表しています。

教授は、2001年に913ペア、1826人の70歳以上の双子の写真を撮り、それぞれ何歳に見えるか、41人の医療関係者にアンケートをしました。7年後に追跡調査をした結果、双子の兄弟のうち、実年齢より老けて見えた人のほうが、早く死亡していました。

この結果を受けてクリステンセン教授は、たとえ同じ遺伝子を持っていても、見た目や寿命の75%は、誕生してから今日にいたる環境や生活様式によって決まると研究内容をまとめました。つまり、**人の見た目と寿命は、その人の生活習慣が決める**といっているのです。

では、人の見た目を決定づける要素とは何でしょうか。

第一位に挙げられるのは体型です。とくに50歳を過ぎたら、**太っている人ほど、年齢以上に老けて見える**ようになります。

肥満は、悪しき生活習慣の結果が体に現れている状態です。肥満の体の中には、体を老化に導く「活性酸素」「糖化物質」が充満し、腸の中では腐敗菌である「悪玉菌」が優勢なのです。この物質がどんなものかは本文に説明を回すとして、大切なことは、これらは細胞を傷つけ、体を老化に導くものたちであるということです。そして、これらの悪しき物質を体内で増やす原因は、食事を中心とした生活習慣にあるのです。

私も正直に告白しましょう。15年前、私は今より10キロも太っていて、中性脂肪も多く、糖尿病にもなりました。糖尿病専門医の指導に従い、カロリー制限を中心とした食餌療法もしましたがよい結果は得られず、インスリン療法によってようやく血糖値を抑えている状況でした。このまま薬漬けの毎日では、自分の寿命は縮んでしまうに違いない――。私は、疑問に感じることは何ごとも、自分の体を使ってでも研究しなければいられない質《たち》です。自分の体と長寿人生を守るために、自分でなんとかしなければいけない、という決意がむくむくと心に芽生えました。

「肥満を治し、血糖値を下げるにはどうすればよいのか」

「年齢以上に若々しくなり、死ぬまで元気に人生をまっとうする方法はないのか」

自分の体で肥満を治す方法の研究を続けた結果、たどりついた先には、私の最大の研究テーマである「腸内細菌」がありました。**肥満を解消し、血糖値を下げ、身体年齢を若返らせるためのカギは、私たちの腸に棲む腸内細菌が握っていたのです。**

最近の研究では、**肥満になると「でぶ菌」と呼ばれる腸内細菌が異常に増えて、少し食べただけで太る体質になる**ことが明らかにされました。そればかりではありません。フィルミクテス門という腸内細菌が腸内で優勢になると、肝臓の細胞を老化させ、肝臓がんを引き起こすこともわかってきたのです。

肥満は、がんや生活習慣病や寿命にまで影響を及ぼします。その原因が腸内細菌にあったのです。

私は、2カ月間で体重を10キロ落としました。中性脂肪も血糖値も正常値になり、髪も肌もつややかさを取り戻しました。15年が過ぎた今も、この状態は変わることなく維持できています。

こうした劇的な変化とは裏腹に、私が取り組んでいることといえば、ほんのわずかな工夫だけです。特別なことをしたり、多くの時間を費やしたりする必要はありません。ただ**腸内細菌を元気にする方法を知り、悪しき習慣を改めるだけで、あなたの健康状態は劇的に変わります。**

「腸健康法」は肥満に悩む人、肥満になりたくない人、若返りたい人、天寿をまっとうしたい人、すべての人に実践していただきたい療法です。あなたのすばらしき健康人生に、ぜひ「腸健康法」を取り入れてください。

一生太らない体をつくる「腸健康法」［目次］

第2章 遺伝子は変えられる！ 太らない体をつくる「腸健康法」

第3章

「脳」から解放されて「腸」で痩せる

暴走する脳に左右されない！

第4章 血糖値を抑えれば人は痩せる

家畜化現象から抜け出そう！

第5章 細胞の老化を防ぐ生活習慣

本能を目覚めさせる！

第 I 章

腸内細菌が決めていた！

なぜ、少ししか食べていないのに太るのか？

太っている人は食事量を減らしても太る

「そんなに食べているつもりはないのに、痩せないいんだよな」

太っている人がよくする言い訳ですね。しかし、「言い訳じゃなく、真実なんですよ」と伝えたら、あなたはホッとするでしょうか。

近年の研究により、**肥満の人とそうでない人では、腸に棲んでいる細菌の種類が違っていることがわかってきました**。太っている人は、食事の量を制限していても太ります。痩せている人は、少々食べ過ぎてもスタイルに影響しません。この両者の違いは、「腸内細菌が決めている」という新しい見解が示されたのです。

この驚きの研究を行なったのは、ワシントン大学のJ・ゴードン教授です。J・ゴードン教授は、「太りやすさの実験」をマウスで行なっています。まず、腸内細菌を持たない無菌マウスを二つのグループにわけて、一つのグループには太ったマウスからとった腸内細菌を植えつけ、もう一つのグループには通常の体型のマウスからとった腸内細菌を植えつけました。その後、双方に同じエサを食べさせて観察した結果、太ったマウスから腸内細菌をもらったグループは、同じエサを食べていても肥満になりやすいことが明らかにされたのです。つまり、**太りやすさは、腸内細菌が決めていた**ということです。

このことは、私も身をもって確認しています。かつては、私も太っていました。今より10キロも体重が多かったのです。「このままではいけない！」と一念発起し、肥満を治す方法を研究し、わずか2カ月で10キロの減量に成功しました。そのとき、減量前後の腸内細菌をとり出し、分析していたのです。結果、**太っているときには悪玉菌が多くなりがちだったのに、痩せてからは善玉菌が安定して優勢になっている**ことがわかりました。

その後も定期的に腸内細菌の検査をしていますが、15年以上過ぎた今も、悪玉菌が優勢になることはありません。少々食べ過ぎても、体重が増えることもなくなりました。

免疫力が強くなり、たいした病気もなく、髪も肌も15年前よりツヤツヤです。

このときわかったのが、**肥満を健康的に改善するには、「腸内細菌の勢力図**

を変えなければいけない」ということです。

腸内細菌は、善玉菌・日和見菌・悪玉菌の三つに大別できます。善玉菌が優勢ならば人は痩せ、悪玉菌が優勢ならば人は太るのです。肥満対策は、腸内細菌の改善から始めるべきだったのです。

○善玉菌を増やせば誰でも痩せる

カロリー制限は万人には効かない

「**メタボリックシンドローム**」。この言葉を意識しない中高年は、少ないでしょう。

数年前から日本では、中高年の男女を対象に特定検診・特定保健指導が行なわれています。メタボリックシンドロームとは、みなさんもご存じの通り「**内臓脂肪型肥満**」のことです。検診によって検査項目の基準値を上回る数値が出ると、栄養指導などを受けることになります。肥満者は、生活習慣病になるリスクが高いため、未然に予防させ、医療費の削減につなげていこうというのが、このメタボ検診の目的です。

日本人に多い「がん・心筋梗塞《こうそく》・脳卒中・糖尿病」は四大疾病《よんだいしっぺい》と呼ばれます。死亡率が高く、予防が何よりも重要とされているこれらの病気は、すべて生活習慣病に分類される病です。しかし、「遺伝の問題が大きく、生活習慣が悪いとはいいきれない」と、生活習慣病という呼び名を否定的にとらえる医師は少なくありません。ところが、親から病気のリスク遺伝子を受け継いでいても、病気にならない人もいます。**リスク遺伝子を同じように持っているのに、発病するかどうかの違いは、生活習慣にあるといえるのです。**

無意識にも日々積み重ねている生活習慣が、重大な病気をつくります。そして、その悪しき生活習慣の証として最もわかりやすい形で表に出てくるのが、肥満です。肥満者が四大疾病にかかりやすいのは、統計的にみても明らかです。つまり肥満は、大げさではなく、「死出の行進曲」の序曲なのです。

50歳までは多少太っていても寿命に大きな影響を与えません。ですが、生涯を通じて元気で自立した人生を求めるならば、40歳を過ぎたころから、自分の体型に気を遣いはじめ、**50歳以上の肥満者は適正体重まで痩せることが長生きのポイントです。**

ただし、絶対に勘違いしてはならないのは、「痩せれば、どんな方法でもよい」とはいえないということです。毎年のように、新しいダイエットが誕生しては、消えていきます。目新しく、簡単そうに見えるダイエットが、健康を脅かすものであることは少なくありません。「痩せたけれども、命を縮めた」では、なんの意味もないでしょう。

また、医師が薦めるダイエットがすべて正しいともいえません。たとえば、最も一般的なダイエットである、メタボ検診による栄養指導のあり方は間違っていると、私は考えます。**カロリー制限による食事指導を一律に行なったところで、万人に効くわけないのです。**

○ 50歳を越えた肥満者は命を縮めている

我慢しながら食事をすると脂肪をため込む体になる

カロリー制限による食餌療法は無意味です。私はそう考えています。

カロリーとは熱量の単位で、その食品をとると体内でどのくらいのエネルギーを産生するのかを数値化したものです。食事による摂取エネルギーが、体が一日に消費するエネルギーを下回れば体重が減っていく……ことに、理論上はなります。

しかしそれは、あくまでも理論にすぎないのです。実際には、計算したようには体重は減っていきません。そのことは、肥満の方々が切実に実感しているところでしょう。

なぜ減らないのかというと、**カロリーとは、エネルギー量を示すだけの単なる数値にすぎない**からです。

カロリー制限によって痩せようとする人は、食品の善し悪しをカロリー値によって見わけます。その何がよくないと思いますか。

第一に、体に必要な食品も、カロリー値が高ければ食べ控え、カロリーの低いものばかり食べるという不健康なことが起こってきます。その習慣は、体にとって決して喜ばしいことではありません。たしかに、肥満を解消するために食べないほうがよい食品はあります。しかし、それは**エネルギー量の問題ではない**のです。

第二に、ストレスがたまります。食事とは、生まれてから死ぬまで続く「命を支える作業」ですが、そこには楽しさが不可欠です。**人間の体はストレスを感じながら食事をすると、脂肪をため込むようにできています。**食事にカロリー計算が入ってくると、食べる行為がとたんにお勉強になってストレスを感じ、楽しさは半減します。これではいくらカロリー計算したところで、体は太るほうにベクトルを向け、せっかくの努力がムダに終わるでしょう。

そもそも、エネルギーの消費のされ方は、人によってまったく異なります。人には「個体差」があるからです。**同じエネルギーを摂取しても、体が違えば、消費のされ方はまるで違ってくるのです。**カロリー制限をする食事は体の仕組みにとって、不自然なことです。不自然なことを体に強いているから、なかなか体重が減らないのです。

この個体差に大きな影響を与えているのが、腸内細菌であることがわかってきました。体が喜ぶ自然な方法で体重を落とすには、腸内細菌に注目することが必要なのです。

○カロリーではなく栄養素で考えなければ意味がない

「海藻ダイエット」で日本人が痩せないワケ

最近は、カロリー値の低いものでおなかを満たすダイエットが常識化し、カロリーオフやゼロカロリーをうたう食品が増えています。「海藻ダイエット」や「寒天ダイエット」などが流行したこともありました。「海藻や寒天はカロリーがゼロ。だから、おなかいっぱい食べても太らない」というキャッチフレーズに、日本中の人が飛びついたのです。

しかし、流行は一過性のもので終わりました。ほとんどの人が思うような結果を得られず、飽きてしまったからです。

実は、日本人のほとんどは、「ゼロカロリー」とされる海藻類からもエネルギーを取り出せる、特別な腸内細菌を持っているのです。このことをご存じだったでしょうか。

日本人は古代より海藻類を常食してきた食文化を持ちます。海藻を日常的に食すのは、四方を海に囲まれた日本独特の食文化であり、日本人ほど海藻を好む民族は、世界でも珍しいといわれています。

そうした食の歴史に培われ、日本人の8割の人の腸には、海藻類を分解する遺伝子を持った腸内細菌が棲みついていると報告されています。だから日本人は、海藻からもエネルギーを取り出せる腸内細菌を備えているのです。

海藻類は腸内細菌の大好物ですから、積極的に食べてほしいものの一つです。しかし、海藻類ばかり食べて痩せようとすることには無理があるのです。これに対し、ヨーロッパの人たちは、海藻類を分解する性質の腸内細菌を持っていません。海藻をエネルギーにできないので、海藻は「ゼロカロリー」の食品となります。

私が強調したいのは、**「人間の体は、カロリー計算では測れない」**ということです。あなたが、「今度こそ、自分の体にあった解決法で肥満を解消したい」と本書を手にしてくれたのならば、まずはカロリーという数値に惑わされることからやめましょう。

また、「カロリーが少ないから」と、**単一の食品ばかりをとり続けることをしてはいけません。**腸内細菌にとってよい食品であっても、それだけを食べる行為は、腸の負担になります。

どんなに健康によい食品でも、単一のものばかりを食べ続けて痩せようとするのは、腸内細菌にとっても腸にとっても負担が大きく、不健康なことなのです。

○ゼロカロリーの食品で太ることもある

肉を減らしても寿命は延びない

慶應義塾大学医学部の伊藤裕教授も、肥満と腸内細菌の関係について研究されている方です。伊藤先生は、マウスに高脂肪のエサを食べさせていると、短期間で腸内細菌の勢力図が変化を起こしたといいます。高脂肪食が悪玉菌を増やすことが明らかにされたのです。

食事によって腸内環境は変わります。**脂肪分の多いものを毎日食べていると太るのは、腸が悪玉菌優勢になるから**ともいえます。

悪玉菌が優勢の腸は、動脈硬化を起こすこともわかってきました。2011年刊の「ネイチャー」誌には、動脈硬化から起こる心疾患や脳卒中に腸内細菌が関与しているというZ・ワン博士の論文が掲載されています。動脈硬化とは、コレステロールや中性脂肪などの脂質が動脈にたまり、動脈を硬くしたり血液の通り道を狭めたりする症状です。

動脈硬化が進むと、血管がもろく、破けやすくなるうえ、血管をつまらせて血液の流れを塞ぎ止めたりします。心臓の動脈が詰まるのが心筋梗塞、脳の動脈が詰まるのが脳梗塞、脳の動脈が破けるのが脳出血です。脳梗塞と脳出血をあわせて脳卒中と呼びます。

Ｚ・ワン博士は、３年間の調査を行ない、心筋梗塞と脳卒中を発症した患者さんは、腸内細菌の脂質からつくりだす代謝物が、血液中に多くなっていたことを発表しています。その**腸内細菌の代謝物が肝臓に運ばれて酸化すると、動脈硬化を進行させるのです。**

つまり、心筋梗塞や脳卒中で倒れるのを防ぐには、「動脈硬化の原因となる代謝物をつくってしまう腸内細菌を減らすこと」が第一です。その腸内細菌とは、脂質を好む悪玉菌です。**悪玉菌の繁殖が人を肥満に導き、動脈硬化を引き起こすのです。**

大事なのは、悪玉菌を増やしてきた食習慣を改めることです。だからといって、「脂肪分の多い肉をやめよう」と考えるのは短絡的です。肉をもりもり食べているのに動脈硬化にならない人もいれば、肉を控えていても動脈硬化が進んでしまう人もいます。詳しいことは順々にお話ししていきますが、**人が健康を**

保つには、肉の力も必要なのです。

動脈硬化の予防には、肉食節制の前に、悪玉菌が優勢な腸内環境を治すことです。

悪玉菌は善玉菌と拮抗《きっこう》して存在しています。善玉菌優勢の腸内環境をつくれば、悪玉菌は必然的に減ります。肥満の解消にも、動脈硬化の予防にも、必要なのは善玉菌の力なのです。

○ 肉を減らすのではなく野菜を増やす

「万人に効果のある食べ物」がない理由

私たちの体を健康にし、太らないように働いてくれているのは、腸内細菌の中でも善玉菌と呼ばれる菌たちです。肥満を改善したいならば、何よりもまず善玉菌が優勢の腸内環境を築くことから始めるべきだったのです。

私たちの腸には、３万種類、１０００兆個もの腸内細菌が棲んでいます。重さにすれば１・５〜２キロにもなります。人間の体を構成する細胞は全部で約37兆個です。つまり、私たち人間は、自分の細胞より27倍も多い腸内細菌を腸に棲まわせているのです。

この膨大な共生細菌叢《そう》の組成は、一人ひとり異なります。個人を識別できる指紋のように、**腸内細菌叢にも個性があるのです**。あなたにはあなたの腸内細菌叢の特徴があり、まったく同じ構成の腸内細菌叢を持っている人は、この世に一人としていません。だから、**すべての人に効果が同じように出る単一の健康食品は存在しないのです。**

「腸内細菌叢には個性がある」とわかったのは、最近のことです。以前は、培養できる菌のみで腸内細菌叢の組成が語られてきました。ところが近年の遺伝子研究の発達により、遺伝子の解析から細菌類を同定《どうてい》できるようになりました。この方法で腸内細菌の種類と数を調べると、従来の種類と数よりもはるかに多いことがわかったのです。

しかも、腸内細菌の構成図が、これまでの定説と違っていることが明らかになりました。私も最近まで、「善玉菌いっぱい、日和見菌ほどほど、悪玉菌少々」という組成が、人を元気にすると語ってきました。

しかし、最新の遺伝子検査法によって腸内細菌の全体像を調べた結果をみると、約4分の3は「日和見菌」と呼ばれる菌たちでした。日和見菌とはその名の通り、腸の状態がよく善玉菌が活発に働いていればよい働きをするのですが、生活習慣の乱れや肥満などによって腸内環境が悪玉菌優勢となると、悪玉菌の味方をしてよくない働きを始めます。日和見菌は大きくは「フィルミクテス門」と「バクテロイデス門」に大別されます。これらの日和見菌を観察していると、「フィルミクテス門」に属する細菌は悪玉菌に日和見する傾向が、「バクテロイデス門」に属する菌たちは善玉菌に日和見する傾向が見られます。

日和見菌の次は大腸菌類を含む「プロテオバクテリア門」が多く、ビフィズス菌などを含む善玉菌の「アクチノバクテリア門」の細菌が最も少ないという結果が出たのです。

○日和見菌を味方につける食生活がカギ

人は「腸内細菌」にコントロールされている

そもそもなぜ、私たち人間は、こんなにも腸内細菌の影響を受けながら生きているのでしょうか。

私は「寄生虫博士」とも呼ばれています。医師が少ない時代に猛勉強して医師になったのに、興味のおもむくまま自分に正直に生きていたら、寄生虫学や細胞免疫学を研究する専門家になっていました。

寄生虫を観察していると、寄生虫が宿主を自分に都合よく操っている場面が多々見られます。「槍形吸虫《やりがたきゅうちゅう》」という吸虫を例にみてみましょう。槍形吸虫は、ヒツジやウシを最終宿主とし、カタツムリとアリを中間宿主とします。

ヒツジやウシに寄生した槍形吸虫は、ヒツジやウシの腸内で産卵し、その卵は糞便に混じって外界に出ます。その虫卵をカタツムリが食べて感染し、さらにカタツムリの粘液を食べるアリにも感染します。アリに寄生した槍形吸虫の幼虫は、アリの行動を支配します。ヒツジやウシの好物である草の先端にアリを移動させ、アリに葉を噛ませるとそのまま動かなくさせるのです。その草をヒツジやウシが食べてくれれば、最終宿主という安楽の地にたどり着けるからです。

他にも寄生虫が宿主の行動を支配する例は、たくさん存在します。**寄生虫は、宿主の体で繁栄できるよう、宿主を自分に都合よくコントロールする力を持っているのです。**

こうした現象は、共生菌にも当てはまります。この発想を出発点に腸内細菌を研究していくと、腸内細菌が人間の健康に大きな影響を与える理由が見えてくるのです。

腸内細菌の勢力図が**善玉菌優勢の人は、善玉菌の好物を中心にすえた食事を自然ととっています**。そうした食事は、宿主を太らせず、体をますます健康へと導きます。善玉菌は、宿主に自分の好物をせっせと食べさせることによって宿主の体を健全に保ち、腸内での主導権を握ろうとしているのでしょう。

反対に**悪玉菌が増えてくると、便通が悪化し、太りやすい体になり、多くの病気が招かれます**。不健康な腸は悪玉菌にとって絶好の楽園です。腸内を自らの腐敗物質でいっぱいにできれば、善玉菌から主導権を奪いとれます。太っている人が高脂肪食を好むのは、悪玉菌に操作されているからなのかもしれない、とも考えられるのです。

○脂っこいものを食べたくなるのは悪玉菌のしわざ

肥満の人の腸内細菌は肝臓にがんをつくる

肥満になると肝臓がんになりやすいことはわかっていましたが、その原因が腸内細菌であることが最近明らかにされました。肥満になるとフィルミクテス門に属する腸内細菌が腸内で増殖します。この細菌類が腸内バランスを乱して増えすぎると、肝臓の細胞を老化させ、肝臓がんを発症させることが最近の「ネイチャー」に発表されたのです。

腸内で増えた細菌が、胆汁の成分を「細胞を老化させる物質」に変化させます。この物質が肝臓に取り込まれ、老化した細胞が発がんを促すたんぱく質を周囲に分泌し、それが肝臓がんを発症させていたのです。肥満気味の肝臓がんの患者では約3割で肝臓の細胞が老化していますので、マウスで出たこの実験結果は人間にもあてはまると思われます。

つまりこの結果は、肥満時に増殖するフィルミクテス門に属する腸内細菌を増やしすぎないようにすれば、肝臓がんの予防になるということを示しています。

研究チームは、**がんができやすくなる薬剤を投与し高脂肪食を食べさせて太らせたマウスが、必ず肝臓がんになることも確かめています**。このマウスでは肝臓の一部の細胞が異常に老化していることもわかりました。

腸内の細菌を調べたところ、通常食のマウスでは約半分しかいないフィルミクテス門のグラム陽性菌の腸内細菌が、太らせたマウスの腸内では90%以上を占めていました。グラム陽性菌を殺す抗生物質を投与すると、太らせたマウスでも肝臓がんの数が3分の1に減りました。

この結果から、肝臓がんを予防するにはグラム陽性菌に効く抗生物質を飲めばよいと考える人が多いかと思いますが、私は**抗生物質を使って肝臓がんを予防するという方法には賛成できません**。肥満の状態でいる限り、抗生物質の投与が終われば、フィルミクテス門の腸内細菌が再び異常に増えてくるからです。抗生物質で肝臓がんの発生を抑えるためには、抗生物質を常に飲み続けなければなりません。しかし、抗生物質を飲み続けていると、体に有益ないろいろな菌まで殺してしまい、当然健康を害する結果になるのです。

肝臓がんにならないようにするには、肥満の状態をなくすことです。脂肪分の多い食品や糖質含有量の多い食品を控え、食物繊維を多くとっていると肥満が解消されます。フィルミクテス門の腸内細菌が少なくなって、肝臓がんにならないような体になるのです。

〇 肥満を解消すればがんにならない

「乳酸菌」イコール「腸にいい」わけではない

善玉菌は、宿主である人間がより健康でいられるようバックアップしてくれる細菌群です。それが、善玉菌にとっても自分が快適に生きていくために必要だからです。

善玉菌の代表的な細菌は乳酸菌です。乳酸菌には、腸内を酸性に保つ働きがあります。**多くの病原菌は、酸性の場所では生きられません。**乳酸菌群は、腸内を酸性に保つことによって、病原菌が体内に入り込まないよう防ぎ止めるという仕事もしてくれているのです。

乳酸菌を増やすには、生きた乳酸菌を腸に入れてあげればよいという考え方があります。これをプロバイオティクスといいます。ところが、プロバイオティクスの実践は、口でいうほど簡単ではないことがわかっています。

乳酸菌とは総称であり、ビフィズス菌、ブルガリア菌、カゼイ菌などさまざまな種類があります。乳酸菌はヨーグルトに豊富に含まれますが、**ヨーグルト**

内の乳酸菌は胃酸に弱く、約9割は腸に届かず死んでしまいます。そこで最近は、「生きて腸に届く」を宣伝文句に、胃酸に強い乳酸菌を使ったヨーグルトが人気を集めています。しかし、**乳酸菌の場合、腸との相性が大きく、相性の悪い乳酸菌は腸で生き残れないのです。**

私たちの腸は、表層をムチン層と呼ばれる保護粘膜で覆われています。腸内に、病原菌などの有害物質が入ってくると、有害物質はムチン層にくっつき悪さを始めます。このムチン層には乳酸菌もくっつきます。乳酸菌があらかじめくっついていれば、有害物質は付着できず、悪さもできなくなります。

ムチン層は、A型の人はA型の血液物質から、B型の人はB型の血液物質からつくられています。相性のよい乳酸菌は、第一にこの血液型物質によって違ってきます。また、白血球の形や体質、生活環境によっても乳酸菌との相性は変わってきます。

つまり、**同じ血液型の人でも、個人の体質や生活習慣によって乳酸菌との相性は違ってくる**という、ちょっと複雑なことが起こってくるのです。

自分の腸に合う乳酸菌を探すには、特定の乳酸菌を含む食品を2週間以上食べ続けてみることです。便通や肌つやが改善されてくれれば、その乳酸菌があなたに適していることになります。反対に、健康状態が変わらないならば、その乳酸菌は腸内で生き残れていないことを示しています。

○ 自分の腸に合う乳酸菌でなければ効果はない

「ヨーグルト」はかえって太る?

あなたと乳酸菌の相性がよいならば、そのヨーグルトは善玉菌の活性化に役立つ食品となります。ただし、**ヨーグルトの場合、肥満が気になる人には脂肪分が多いうえ、砂糖などで味つけすると、太る要因である糖質を余分にとってしまう**きらいがあります。

私も、ヨーグルトは食べません。そのかわり、腸にすでに棲み着き、ムチン層との相性のよい「自分の乳酸菌」を増やす努力をしています。

あなたの腸には、赤ちゃんの頃から共生している乳酸菌がすでに棲んでいます。自分の腸にいる乳酸菌は、ムチン層との相性がよいからこそ、数十年もの長きにわたって腸に存在し続けているのです。

腸内環境を改善し、太りにくい体になりたいならば、あなた自身の乳酸菌を増やし、元気にしてあげるのが最もよい方法です。そのほうが、相性のよい乳酸菌を探す努力をするより効率的でしょう。腸内細菌は、食事によって増えもすれば、激減もします。

肥満解消をめざすには、自分の善玉菌を増やす食事こそ必要なのです。私は食事を始め生活の中から自分の善玉菌を増やしていくことを「腸健康法」と呼んでいます。

「腸健康法」で第一に必要なのは、食物繊維の豊富な野菜を食べることです。野菜に含まれる食物繊維は、腸内細菌の最大の好物です。食物繊維を豊富にとっていると、腸内細菌の数が確実に増えます。好物をたくさん食べられることで、菌の繁殖率が高まるからです。

悪玉菌である大腸菌にとっても、食物繊維は大好物です。しかも興味深いことに、**食物繊維をエサにしていると、大腸菌は増えもせず、悪さもせず、むしろ体によい働きをする**ことがわかっています。肉などの高脂肪食と一緒に食物繊維をたくさんとっていれば、悪玉菌の数が増えないというデータも報告されています。

しかも、大腸菌が出す腐敗産物も減ります。食物繊維は、いたずらっ子の悪玉菌をよい子に変える力まで持っているのです。

かつて、食物繊維は「食べ物のカスで、栄養はない」といわれてきました。これは大きな誤りでした。現在は、タンパク質・脂質・糖質・ビタミン・ミネラルに次ぐ第六の栄養素とも位置づけられています。しかし、腸の健康にとっては第六どころか、第一です。

腸から太りにくい体をつくっていくためには、食物繊維こそ重視すべき栄養素なのです。

○食物繊維をとっていれば太らない

空腹を感じにくい食べ物とは？

腸のためには、食物繊維をどのくらいとるとよいのでしょう。

日本人の食事摂取基準（２０１０年版）には、18歳以上の場合、１日あたり男性は19グラム以上、女性は17グラム以上とされています。これはあくまでも目標値です。実態は、30代、40代の平均は13グラム台と少なく、最も摂取量の多い60代でさえも18グラム前後です。戦後の60年前に比べると、食料事情は比較にならないほどよくなっているのに、**食物繊維の摂取量は約半分にまで減ってしまっています。**

腸内細菌を元気にし、太りにくい体をつくるためには、私たちはもっと意識して食物繊維を積極的にとる必要があります。

食物繊維には、水に溶ける水溶性のものと、水に溶けない不溶性のものがあります。

腸内細菌は、水溶性の食物繊維をより好みます。腸内で発酵しやすいからです。発酵とは、細菌たちの働きによって物質が変化し、人間にとって有益に作用することを意味します。腸内に食物繊維が入ってくることによって、それをエサにする腸内細菌が元気に活動を始め、発酵が起こり、細菌がますます増えて腸内がよい環境に整っていくのです。

水溶性の食物繊維は、昆布やワカメなどの海藻類のほか、コンニャクにも含まれます。いんげん豆や小豆、大豆、ひよこ豆、えんどう豆などの豆類のほか、エシャロット、ニンニク、ゴボウ、キャベツ、アボカド、梅干しなどにも多く入っています。また、納豆やオクラ、モロヘイヤ、サトイモなどネバネバした食品にも豊富です。

水溶性の食物繊維は、粘着性があるため胃腸内の移動がゆっくりとなり、おなかがすきにくくなるというメリットもあります。食事で多めに食べておくと、「小腹が空いたから」と間食に走るのを防いでくれるでしょう。

また、**食事に含まれる糖質の吸収をゆるやかにする作用もあるので、食後、血糖値（血液中に含まれるブドウ糖の濃度）の急上昇を防ぎます。**血糖値の急激な上昇は、肥満や糖尿病につながっていきます。水溶性の食物繊維は太りにくく病気になりにくい体づくりにまさに最高の栄養素なのです。しかも、余分なコレステロールを吸着して大便と一緒に外に出してくれる働きまであります。

太りにくい体を手に入れるためには、水溶性の食物繊維を毎日の食事の中に積極的に取り入れることが第一です。

○海藻、コンニャク、豆類、ネバネバ食品は毎日食べる

「善玉菌生活」おすすめレシピ【水溶性食物繊維編】

水溶性食物繊維を毎日しっかり食べていただくため、パパッと手軽につくれるレシピを考えてみました。ぜひ、毎日の食卓にのせてみてください。

■ネバネバ3兄弟

【つくり方】サッとゆでて小口切りに刻んだオクラと、納豆、めかぶをネバネバがたくさん出るまで混ぜて、醤油で好みの味つけをする。

【アレンジ】オクラをモロヘイヤやナガイモにかえても美味。私も日頃からよく食べる一品です。

■インゲンのペペロンチーノ炒め

【つくり方】半分に切ったインゲンを熱湯でさっとゆでる。フライパンに、オリーブオイルとニンニク（みじん切り）、赤唐辛子（小口切り）を入れて火にかけ、香りが立ったらインゲンを炒め、仕上げに醤油と塩で味を整える。

【アレンジ】インゲンをキャベツにかえてもおいしいですよ。

■ワカメと玉ネギのスープ

【つくり方】鍋にゴマ油少々とニンニク（みじん切り）を入れて火にかけ、香りが立ったらスライスした玉ネギ、たっぷりのワカメを入れて炒める。だし汁を入れて煮立ったら、醤油と塩で味を整える。

■ゴボウと水菜のサラダ

【つくり方】ゴボウをささがきにして熱湯でさっとゆでる。水菜は5センチ幅に切る。マヨネーズ・お酢・醤油で好みの味のソースをつくり、ゴボウと水菜を和え、白ゴマをふる。

【アレンジ】水菜を千切りのキュウリやニンジンにかえてもよいでしょう。

晩酌のおともには、コンニャクの味噌おでんや焼エシャロットなどもおすすめです。

○お酒の「つまみ」を変えるだけで太らない！

腸に「生ゴミ」をためていませんか?

不溶性の食物繊維も、腸の健康にとって重要な栄養素です。不溶性の食物繊維は、人間の消化液では消化されません。植物の細胞壁の構造物質なので、繊維の力が強いのです。

また、水溶性の食物繊維のように水に溶けませんが、水分を吸収して膨らむ性質があります。その強い繊維と膨張性によって、腸内にたまった食べカスや細菌の死骸、腸細胞の死骸などをからめとりながら、大便をつくっていきます。**食べカスや細菌の死骸、腸細胞の死骸などは、腸にたまる生ゴミのようなものです。**放置すると、悪玉菌が増殖して腐敗物質を放出するようになります。その腐敗物質が、腸内環境を悪化させ、内臓諸器官を傷つけ、体を老化に導くのです。

不溶性の食物繊維は、いってみれば、「腸内の掃除機」です。強力な吸引力で腐敗物質をからめとり、大便として排泄《はいせつ》してくれます。不溶性の食物繊維をたっぷりとっておけば、腸内で悪玉菌が天下をとることもなく、人は太ることもありません。いいかえれば、**太っている人は、食物繊維の摂取量が少なすぎるのです**。

また、便秘症の人にも不溶性の食物繊維が必要です。不溶性の食物繊維は、水分を吸って大きく膨張すると、腸を刺激して蠕動《ぜんどう》運動を起こさせます。蠕動運動とは、腸の収縮運動で、内容物を移動させる働きのことです。蠕動運動が活発になると、便意を感じやすくなるとともに、排便力が高まるのです。

不溶性の食物繊維の働きは、それだけではありません。腸内に入り込んでしまった水銀やカドミウムなどの有害金属や発がん物質などを吸着し、大便と一緒に排泄する働きもあります。「デトックス（解毒）」という健康法が流行したことがありますが、不溶性の食物繊維ほど、デトックスに最適な成分はないでしょう。

不溶性の食物繊維は、いんげん豆やひよこ豆、小豆、大豆、えんどう豆、枝豆などの豆類やおからに豊富です。納豆やモロヘイヤ、オクラなどのネバネバ食材にも多く含まれます。**豆類とネバネバ食材は、水溶性の食物繊維も豊富で**

すから、日々食べていると、両方の食物繊維をバランスよくとれることになります。また、シソやパセリ、ニラなどの香味野菜、キクラゲや干しシイタケ、エリンギ、エノキダケ、シメジなどのキノコ類、カンピョウや切り干し大根などの乾物にも多く含まれます。

○不溶性の食物繊維だけが腸の大掃除をしてくれる

「善玉菌生活」おすすめレシピ【不溶性食物繊維編】

不溶性食物繊維を豊富に含んだ我が家の定番メニューも紹介しましょう。

■オカラのかさ増しハンバーグ

【つくり方】通常のハンバーグのタネにオカラを適量入れて練り込み、成形して焼く。トマトや大根おろしで軽く煮こむと、しっとりとおいしくなる。

■たっぷりキノコのホイル焼き

【つくり方】好みのキノコを2〜3種類、石づきをとり、手で食べやすい大きさにさく。アルミホイルにキノコ類とバターを適量のせて包み、トースターで5分焼く。食べるときに、醤油とレモン汁をかける。

【アレンジ】キノコの下に、鮭や白身魚、味つけして一口大に切った鶏肉などを置いて一緒にホイルで包めば、立派なメイン料理に大変身します。ただし、トランス脂肪酸の固まりであるマーガリンを、バターのかわりに使わないこと。

■納豆の油揚げ包み焼き

【つくり方】千切りのシソと納豆をよく混ぜて醤油で味をつける。油揚げに詰めて楊枝でとめる。トースターでカリッと焼く。

■切り干し大根と納豆のポン酢あえ

【つくり方】切り干し大根を水で戻し、水気をよく絞り、食べやすい大きさに切る。切り干し大根と納豆をよくあえ、ポン酢と白すりゴマで味を調え、ゴマ油少々で風味をつける。

【アレンジ】千切りのシソや梅干しなどを加えても美味です。

■冷凍パセリ

【つくり方】パセリの穂先を水洗いし、しっかり水気を切って、ビニール袋へ入れ、空気を抜いて冷凍する。パセリが凍ったら、ビニール袋に入れたままよく揉む。冷凍庫に入れておき、いろいろな料理にふりかけて食べる。

○３分クッキングでも食物繊維がたっぷりとれる！

生後12カ月で腸のタイプが決まる

太りにくく、生涯健康な体であり続けるには、自分自身の腸内細菌を大事に育むことが大事だとお話ししました。人の指紋が個人を識別できるほど一人ひとり異なるように、腸内細菌叢も人によって違うのです。

実は、腸内細菌叢の種類は、生後12カ月ほどでほぼ決まってしまうことがわかっています。その後は人間の場合、死ぬまでほぼ変化しないというのです。

生後12カ月とは、母と子が最も密着して過ごす期間です。つまり、**赤ちゃんの頃、お母さんがあなたとどのように過ごしていたかによって、腸内細菌叢の個性は決定づけられる**ということです。

子育てには流行があります。おかしな話ですが、時代によって主流になる子育て方法は違ってきます。

昔は、お母さんから赤ちゃんへ口移しで食べ物をあげたり、チュッチュ、チュッチュ、しつこいくらいキスをしたりしていました。

しかし、今の子育てではタブーとなっています。食べ物の口移しやキスは「赤ちゃんに虫歯菌をうつすからよくない」というのです。

確かに、虫歯菌は親から子へ伝染することがわかっています。けれども、唾液を通して母親の持っているさまざまな菌が赤ちゃんへ移り、腸内細菌を豊かにするのも事実です。

虫歯は口内衛生に気を遣うことで防げます。しかし、生後12カ月の間に、母親が持っている豊かな菌を赤ちゃんに移してあげなければ、その子は生涯、貧弱な腸内細菌を抱えて生きていかなければならなくなります。

また、大事なのは母親だけではありません。父親をはじめ、祖父母や親戚、その友人など、たくさんの大人とスキンシップさせてあげると、ふれあった人の分だけ、赤ちゃんはさまざまな種類の菌を受け取れることになるのです。

一方、一昔前の子育てで間違っていたものもあります。「抱きグセがつくから抱っこはしない」というものです。赤ちゃんは、周囲とのスキンシップから自分の腸内細菌を豊かに育てていきます。今は、赤ちゃんの精神安定上たくさん抱っこしてあげなさい、といいます。実は、**人の幸福感も、腸内環境が整っ**

ているほど大きくなることがわかっています。

赤ちゃんの頃の過ごし方が、今の自分の腸内細菌に関係しているとは思ってもみなかったでしょう。しかし、生後12カ月間の過ごし方が今のあなたをつくり、太りやすさや現在の健康のカギを握っていたのです。

○腸内環境が豊かな人は母親とふれあって育ってきた

清潔に育てられると体が弱くなる

生後12カ月、あなたの腸内細菌叢の個性を決定づけた要因は、まだあります。一つは、出産のしかたです。自然分娩か帝王切開かで、受けとれる腸内細菌の種類や数はまったく違うものになってきます。

自然分娩の場合、赤ちゃんはまず、母親の産道を通る際に、そこにいる菌を受けとります。次に母親の大便からも菌を受けとります。出産時、赤ちゃんを産むために母親は大きくいきみますが、この際、大便が少しもれ出てきます。その大便に触れると、無菌状態の赤ちゃんは、一気にたくさんの菌を吸い込むのです。

つまり、自然分娩ならば母親から豊かな腸内細菌を受けとれることになります。しかし、**帝王切開の場合、受けとる母親の菌が極端に減ることがわかっています。**

ただし、自然分娩で生まれても、母親の大便が貧弱な場合、腸内細菌を受けとれる確率は減ってしまいます。人間の大便の成分は、多くが腸内細菌とその死骸です。母親の腸内細菌叢が豊かならば、赤ちゃんも豊富な腸内細菌を授かることができ、母親の腸内細菌叢が貧弱ならば、赤ちゃんの腸内細菌叢も貧弱になってしまうのです。

また、出産した病院によって、あるいは出産日によっても、腸内細菌に違いが出るという研究もあります。同じ日に同じ病院で誕生した赤ちゃんは、腸内細菌の個性がよく似ているケースが多いともいわれています。

さらに誕生後の生活環境も重大です。**清潔に神経質で、除菌や抗菌に熱心なお母さんに育てられた子ほど、腸内細菌は貧弱になります。**

数年前まで、母乳を与える際に、乳頭を洗浄綿などで拭くよう指導する産院は珍しくありませんでした。今でも、哺乳瓶を消毒してミルクを与えているお母さんは多いでしょう。**母乳やミルクを飲むときは、赤ちゃんが細菌を腸内に取り入れる絶好のチャンスです。**赤ちゃんが口に含むものを除菌・抗菌する行為は、その子の腸内細菌を貧弱にするだけで、よいことは何一つとしてありません。丈夫な子を育てるためには、絶対にやってはいけないのです。

赤ちゃんが、なんでも口に入れようとするのも、腸内細菌を豊かにしようとする本能です。これを「バッチイ」といってやめさせる行為も、その子の腸内細菌を貧弱にするだけです。

○除菌や抗菌はやめる

「おふくろの味」を食べたくなるのはナゼ?

私たちはなぜ、「おふくろの味」をこの世で最もおいしいと感じるのでしょうか。なぜ、三ツ星レストランの料理より、「おふくろの味」を食べたくなるのでしょうか。

多くの人は、「赤ちゃんの頃から食べなれてきた味であり、母親との思い出の味だから」と答えるでしょう。しかし、それだけではないはずです。

「私たちは腸内細菌にコントロールされている」と、その可能性について前述しました。私たちは、腸内細菌の多くを母親から受けとっています。母親の腸内細菌も、その母親から受け継いでいます。腸内細菌は、「おふくろの味」と同じように、女性を主体に代々受け継がれていると考えられます。

つまり、腸内細菌は「おふくろの味」によって育まれ、その味を好む腸内細菌によって腸の主導権が握られます。「おふくろの味」を無性に食べたくなるのは、腸内細菌が求めているからではないか、と私は思うのです。

母と子は、体型がよく似るものです。特別な苦労もせずにスリムな母親の子は、大人になってもスリムなものです。ところが、ポッチャリ型の母親の子は、ダイエットを何度繰り返しても成功せず、ポッチャリ型からなかなかのがれられません。少年時代、スポーツなどで体を動かしていれば体型は変わりますが、大人になって運動をしなくなると、不思議なほどそっくりな体型になっていきます。

この現象は、一般に「体質」や「遺伝」などという、それっぽい言葉で説明されてきました。しかし、「腸内細菌」で説明すると、すっきりと理解できます。母子は腸内細菌の組成が似ていて、腸内細菌が要求する食べ物も似通っているのでしょう。

善玉菌の種類を豊富に受け継ぎ、**善玉菌が好む「おふくろの味」を食べ続けてきた人は、太りにくい体が幼い頃より築かれています。**

反対に、悪玉菌の種類をたくさん受け継ぎ、**悪玉菌が好む「おふくろの味」を食べ続けてきた人は、油断すると悪玉菌優勢の腸内になりやすく、太りやすい体になってしまう**のです。

夫婦も毎日同じものを食べていると、不思議と体型がそっくりになってきます。日々同じものを食べているために、善玉菌と悪玉菌の勢力図が似てくるのでしょう。それほど、毎日の食事が腸内細菌に与える影響は大きいといえます。

○腸内細菌叢が似ると体型も似る

「小皿1杯の生キャベツ」で体質が変わる!

腸内細菌の組成は生後12カ月で決定し、生涯にわたりほとんど変化しないことがわかっています。それは母親をはじめとする周囲の大人たちから受け継がれ、「おふくろの味」によって育まれたものです。今更、自分の力ではどうにもできない事実です。

太りやすい腸内環境を持っている人は、「なるべくして肥満になった」ともいえます。

しかし、あきらめてはいけません。私も「腸健康法」によって、10キロ体重を落とした後は、まったく太っていません。太りにくい腸内環境を築き上げられたからです。

実は、腸内細菌を遺伝子検査で調べると、1000兆個という膨大な総数から見てほんのわずかな、目に見えない程度の部分で、数の変動が起こっています。実は、このごくわずかな変動が、腸内環境を左右していることが、最近の研究によってわかってきたのです。

前述したように、善玉菌はもともと少ししかいません。この希少価値の高い善玉菌を、いかに元気にし、増やしてあげるのか。悪玉菌が優勢の「太りやすい腸」にならないためにどうすればよいのか。**肥満を治すには、毎日の生活から善玉菌を後方支援していくことが、必要だったのです。**

とはいえ、食の好みをいっぺんにガラッと変えるのは、並大抵のことではありません。

毎日、奥さんが食事のしたくをしてくれる男性の場合は、料理に注文をつけようものならば、一歩間違えば、夫婦喧嘩が勃発《ぼっぱつ》しかねない大問題です。

高脂肪食から野菜中心の生活へ、濃い味つけから薄味へ、ジャンクフードから手作り食へ、劇的な変化を食にもたらすのは口でいうほど簡単なことではないのはよくわかります。

ガラッと変えられる人は変えましょう。そのほうが、効果をすみやかに実感できます。

しかし、それがストレスになる人は、1点だけ、まずは食事に変化を加えてください。それは、**テーブルに並んだ食事をとる前に、生キャベツを小さなお皿1杯分食べる**ことです。私はこれを「**食前キャベツ**」と呼んでいます。

毎食、食事に箸をつける前に、小さなお皿1杯分のキャベツを食べる。これだけであなたの腸内細菌叢には大変革をもたらす結果となるはずです。

○太りにくい体にするために1皿プラスする

「飲み会は枝豆を食べていれば大丈夫」は間違い！

キャベツを小さなお皿に1杯分とは、だいたい100グラムです。100グラムのキャベツには、水溶性・不溶性あわせて約2グラムの食物繊維が含まれています。**1日3食、このわずかなキャベツを食べるだけで、毎日6グラムも多く食物繊維をとることができる**のです。

現在、日本人の食物繊維の平均摂取量は約14グラムです。目標値は19グラムだと話しました。朝晩お皿1杯分のキャベツを加えるだけで、目標値に大きく近づきます。

私は、肥満の相談に来られる方には、「食前酒ならぬ、食前キャベツがあなたの悩みを解決してくれますよ」と、おすすめしています。もし、料理好きで「用意が面倒でない」という人は、「食前キャベツ」をお皿1杯のサラダに変えてもよいでしょう。旬の野菜を食べるようにしてもよいと思います。

ただし、「食前キャベツ」には、代用してはいけない野菜もあります。それは、

糖質を多く含む野菜です。

たとえば、イモ類、トウモロコシ、ニンジン、カボチャ、レンコン、そら豆、ミニトマトなどです。

もちろん、これらも、腸内細菌の好む栄養素や免疫力を高める栄養素を多く含みます。旬の時期には、ぜひおいしく食べていただきたい野菜たちです。ただし、食事の中で、食べ過ぎない程度に味わうようにしてください。

また、お酒の席では枝豆がよくお通しとして出てきますが、枝豆だけではキャベツの代わりにはなりません。なぜなら、枝豆はタンパク質と塩分を多く含み、お酒と枝豆だけを食べ続けていると、体に悪い影響を与えるからです。

なお、私がキャベツをおすすめする理由は、食物繊維の問題だけではありません。**キャベツはがん予防効果の非常に高い野菜**なのです。キャベツはニンニクの次にがん予防効果があることが、アメリカ国立がん研究所によって発表されています。

また、キャベツは噛みごたえのある野菜です。噛むほどにおいしさを感じやすい野菜であり、数回噛んだだけでは飲み込むことのできない野菜ともいえます。

腸内環境を整えるには、実は噛むことも非常に重要なことなのです。「食前キャベツ」は、よく噛んで食べることも、大事な目的です。他の野菜をキャベツに代用するときには、噛みごたえのある野菜を選ぶようにしてください。

○ キャベツは「がん予防効果」も高い野菜

半年で10キロも減量した「食前キャベツ」の効果

この「食前キャベツ」で痩せられた方をお二人紹介しましょう。お一人は、元日本予防医学会理事長の原田康夫・元広島大学学長です。

以前、名古屋で予防医学フォーラムが開かれた際、特別講演にプロスキーヤーの三浦雄一郎さん、基調講演に新潟大学名誉教授の安保徹先生と私が呼ばれ、それぞれ壇場に上がりました。

このフォーラムの開会を告げたのは、原田先生の「カタリ・カタリ」のテノール独唱です。原田先生はこのとき82歳、オペラでは世界最高齢のテノール歌手として活躍されています。原田先生はマイクを一切使わず独唱され、この日も大観衆を圧倒し、感動の拍手を巻き起こしました。

原田先生とは、以前から親しくさせていただいており、お会いすると食事をご一緒する仲です。80歳を越えても声ののびはすばらしく、若々しいエネルギーで満ちておられます。元気の秘訣は、よく食べることなのでしょう。カロリー制限などいっさいせず、なんでもおいしそうによく召し上がるのです。

ただ、肥満に悩んでおられました。そこで私が2点アドバイスさせていただきました。**「食前キャベツ」をすること、ご飯やパンなど主食となる炭水化物の摂取をやめることです。**炭水化物がなぜよくないのかは、第4章にてお話しするとして、結果をお話しさせていただきましょう。原田先生は、6カ月間で10キロもの減量に成功したのです。体はますます元気いっぱいになり、若々しさ、肌つやのよさも増しただけでなく「声の出が前よりよくなった」と喜んでくださいました。

もうお一人は、中日新聞論説委員で同じく予防医学会の飯尾歩さんです。飯尾さんも大巨漢でしたが、「食前キャベツ」を始めて10キロ体重を落としています。中性脂肪もコレステロール値も改善されたとのことでした。

さて、キャベツにつけるのは味噌がおすすめです。

味噌は発酵食品であるため腸内細菌の活性化に効果的ですし、強力ながん予防効果を持っています。ただ、同じものばかりだと飽きてしまいますので、ポン酢や塩、オリーブオイルなどお好みの調味料でバリエーションを持たせてもよいでしょう。

ただし、**既製品のドレッシングやマヨネーズはおすすめしません。**腸内細菌にダメージを与える保存料などの食品添加物が入っているからです。

○キャベツに味噌をつければ、痩せる上にがん予防に！

「痩せやすい体づくり」は日和見菌が握っている

「母親のビフィズス菌が子どもに受け継がれる」とは、ヤクルト中央研究所の研究結果です。ビフィズス菌の遺伝子検査をしたところ、その遺伝子分布は母親と子どもで一致していたのです。腸内細菌の組成を決めているのは、誕生直後に触れ合った人の菌だという研究報告もあります。つまり、ここまででもご説明したとおり、人間の腸内細菌は赤ちゃんの頃に決まり、その組成は死ぬまでほとんど変化しません。

ただし、**目に見えないほどのごくわずかな変動が日々起こっています**ので、このごくわずかな変動で、腸内環境を改善することはできます。

そのカギは日和見菌が握っています。前に「フィルミクテス門」や「バクテロイデス門」に属する日和見菌が、腸内細菌の4分の3以上を占めているとお話ししました。

発酵菌の多くや、人の皮膚にいる皮膚常在菌、土壌菌、日和見感染症を起こす菌などは、日和見菌に属する菌たちです。**日和見菌群は腸内で有利なほうの味方につこうとする性質があります。**善玉菌や悪玉菌の数は、日和見菌から見ればわずかにすぎません。しかし、そのわずかな細菌たちの動きが日和見菌という最大勢力を動かす原動力となるのです。このことも最近になってわかってきたことです。

日和見菌をめぐる善玉菌と悪玉菌の争奪戦は、国の政治と少し似ているかもしれません。「善玉菌」党と「悪玉菌」党、強力な主張を持つほうが、最大勢力である国民の総意を動かします。

腸が「国」で、日々の食事が「選挙」です。「善玉菌」党を勝たせるか、「悪玉菌」党を勝たせるか、食事の内容が腸内の第一党を決定し、日和見菌はそれに従うというわけです。

「納豆を食べると健康になる」とよくいわれます。納豆を食べると体調がよくなることは多くの研究によって明らかにされていました。大豆を発酵させる納豆菌も日和見菌の一種です。しかし、「日和見菌である納豆菌がなぜ体によいのか」については明快な答えがありませんでした。その答えは、日和見菌が最大勢力であることを考えるとわかります。

総数の最も多い日和見菌群が元気なら、腸内細菌の全体像も元気になるというわけです。その日和見菌のパワーをよいほうに働かせるため、私たちは「善玉菌」党を勝利させる食事をとらなければならないのです。

○毎日の食事で腸内の勢力図が変わる!

「汚れた腸」が体を老けさせる

善玉菌が優勢か、悪玉菌が優勢か。腸内環境は、ほんのわずかな変動によって決まってきます。そのわずかな変動が、人の太りやすさや腸内環境だけでなく、健康そのものも決定づけています。

ところが、困ったことがあるのです。**腸は、もともと悪玉菌にとって有利な環境になっています。**再び「選挙」をたとえにお話しするならば、「悪玉菌」党には「政治地盤」が整っているのです。腸は、37度とほどよい温度で一定に保たれています。栄養分も水分も適度によくあります。悪玉菌の多くは、大腸菌やウェルシュ菌などの腐敗菌です。**腸の環境は、「温度」「栄養」「水分」という腐敗には絶好の条件がそろってしまっているのです。**

外気温が35度を超す猛暑日を思い出してください。肉や魚から出た生ゴミを放置しておけば、あっというまに腐り、鼻をつまみたくなるほどの臭いを発するようになります。これと同じく、腐敗菌が一気に増殖できる絶好の環境が、腸にはあるのです。

悪玉菌の大好物は、油を使った高脂肪食です。脂身の多い肉、油と衣をまとった揚げ物、生クリームたっぷりのスイーツ、こってりしたスープのラーメン、フライドポテトやポテトチップス……。腐敗の条件がそろった環境に、悪玉菌の大好物を放り込んだら、悪玉菌が繁殖を活発化させないはずがありません。

悪玉菌は腸内で優勢になると、硫化水素やアミンなど毒性のある腐敗物質をつくり始めます。こうした毒素は、免疫細胞を傷つけます。**免疫細胞が傷つけられると、病気を防ぐ力が落ち、感染症やがんにかかりやすくなります。**体各部の臓器も傷つけられ、脳卒中や心筋梗塞、動脈硬化、高血圧症など生活習慣病を引き起こす原因にもなります。腸や体全体の老化の原因にもなります。**腸で悪玉菌が増えると、太りやすくなるだけでなく、さまざまな病気が招き寄せられ、体の老化が進んでしまうのです。**

脂肪分の多い食事は、腸を汚します。汚れた腸は、大腸菌の独擅場です。こうなると、日和見菌は悪玉菌にいっきに加勢して、腸内環境はますます悪化していきます。

腸は悪玉菌が優勢になりやすい条件が整っている——。

このことを肝に銘じ、腸をきれいに保つ努力を日々怠らないことが、死ぬまで太らず健康であり続けるために大事なことなのです。

○腸は腐敗菌が最も好む環境だった！

悪玉菌は「腸の番兵役」でもある

ここまで、「人を太らせ、病気を招き寄せる原因」とご説明してきた悪玉菌ですが、実は、腸の健康にとって必要な菌でもあります。ここまでは便宜上、悪玉菌を悪者扱いしてきてしまいましたが、**もしも悪玉菌がゼロになってしまったら、人は健康を保てなくなるほど大事な菌なのです。**日和見菌が「よいことも悪いこともする菌」であるように、悪玉菌と呼ばれるグループに属する菌たちも「悪さもするけれども必要な菌」なのです。

それでは、悪玉菌には、どのようなよい働きがあるのでしょうか。

理化学研究所の研究チームは、病原性O－157とビフィズス菌との関係について研究を行なっています。善玉菌のビフィズス菌には、O－157による食中毒を予防する効果があると知られています。この研究によって、ビフィズス菌が果糖などの糖分をとり込んで酢酸をつくり、O－157が出す毒素から腸を守っていることが明らかになりました。ここまでは、予測していた結果でした。ところが驚くべきことに、ビフィズス菌を与えても、O－157の数や毒素の量は減らなかったのです。つまり、**ビフィズス菌は毒素から腸を守っても、O－157を退治する力はない**ことが示されたのです。

しかもO－157は、ビフィズス菌がタンパク質を分解してつくり出すアミノ酸を自分にとり込み、自らのエネルギーにしていました。**食中毒の予防効果が高いとされてきたビフィズス菌は、O－157を退治できないどころか、不覚にも敵にエネルギーを渡していたのです。**

O－157の脅威を前に、頼りになるのは大腸菌などの悪玉菌です。大腸菌には、番兵の働きがあります。腸の規律を乱す有害な病原菌が入ってくると、真っ先に動き出し、敵を排除しようと働くのです。

また、人は自分の消化液で食物繊維を分解できません。繊維の力が強いからです。しかし、腸内細菌には食物繊維を分解する力があります。自分のエサにするために食物繊維を分解し、繁殖するために発酵させるのです。悪玉菌にもその力があります。しかも、**大腸菌には食物繊維の分解過程において、ビタミンを合成する働きまで持っているのです。**

さらに悪玉菌と善玉菌は、エネルギーのやりとりをしていることがわかってきました。腸全体からみれば、両者はうまいバランスで成り立っているのです。悪玉菌が健康悪となるのは、数が増えすぎたとき。それを許すのは、私たちの食習慣なのです。

○エサ次第で悪玉菌も害にならない

“食べても太らない体”をつくる5カ条

1条	カロリーはただの数字。気にしない。
2条	食物繊維の摂取量を増やし、「自分の乳酸菌」を大事に育てる。
3条	食前にお皿1杯分のキャベツを食べる。
4条	発酵食品を食べて日和見菌を元気づける。
5条	脂と油の多い食品は悪玉菌を一気に増やすことを忘れない。

第 2 章

遺伝子は変えられる!

太らない体をつくる「腸健康法」

「肥満」は「遺伝」で決まらない

「生物は、遺伝子によって利用される〝乗り物〟にすぎない」

遺伝子の特性を説明する有名な一言です。イギリスの進化生物学者であるクリントン・リチャード・ドーキンス博士は、遺伝子中心視点の提唱者であり、世界的な名著『利己的な遺伝子』の著者としても知られています。このドーキンス博士の「遺伝子の乗り物説」はいまだに社会に広く浸透しています。

〝人の寿命は遺伝子によって決められている〟〝人は、病気のリスク遺伝子を先祖から受け継いでいる〟〝若くして病気になる人は、不幸にもそんな遺伝子を生まれ持ってしまった〟。こうした考えは、遺伝子中心視点からくるものでしょう。

しかし、遺伝子に対するこの考えは、はたして正しいのでしょうか。

「100歳以上まで生きる百寿者は、病気を起こすリスク遺伝子がないか、もしくは著しく少ないのだろう」と、多くの人は思っています。「自分が太っているのは、遺伝のせいだ」と諦めている人もいるかもしれません。しかし、その考えは誤っているという画期的な研究が、２０１０年、ベークマン博士らによって行なわれました。

博士らは、生活習慣病のうち22の主要疾患を選び、それらの病気の30のリスク遺伝子多型の保有数を、超高齢者群と中年群とを対比して厳密に調べました。結果、一人あたりのリスク遺伝子多型の頻度は、両群ほぼかわらず平均して27〜28個でした。また、極端に少ない集団から多い集団においてまで、超高齢者群も中年群も、リスク遺伝子の保有率はほぼ同じで、両群に差はなかったのです。

早死にしてしまう人は、病気のリスク遺伝子を確かに持っています。しかし、**100歳を超える超高齢者も、同じようにリスク遺伝子を持っていたのです。**

そこで私は、百寿者が生活習慣病を発症した時期について分析してみました。すると、百寿者のおよそ半数が80〜99歳で生活習慣病を発症していることがわかりました。一方、**中高年で亡くなる方の大半は、四大疾病を40代、50代という働き盛りで発症しています。**

これらの研究によってわかったことは、**遺伝子の保有の有無よりも、「いつ、病気を発症したか」で寿命は決まる**ということです。たとえリスク遺伝子を持っていたとしても、生活習慣病の発症年齢が遅ければ長生きできるし、早ければ短命に終わってしまうのです。

○寿命は病気の「発症年齢」で決まる

「エピジェネティクス」で遺伝子も変わる⁉

遺伝子研究の発展により、多くのことが遺伝子の名を借りて行なわれるようになりました。

最近は、肥満に関連する遺伝子の有無を調べて、被験者に適したダイエット法を紹介しようとする検査キットなども売られています。また、糖尿病は、遺伝的な要素が大きいとされる病です。「たび重なる飢餓に耐えて生き残ってきた日本人の体は肥満になりやすく、遺伝的に糖尿病になりやすい」と語る医師の言葉もよく見かけます。

確かに、日本人は糖尿病のリスク遺伝子を持つ人が大半です。しかし、**リスク遺伝子を持っていても発症しない人もいます**。「リスク遺伝子を持っているのだからしかたがない」という考えは、私には予防や完治を諦めさせる言い訳に聞こえてなりません。

肥満も糖尿病も、自分の力で予防でき、克服できる病です。生活習慣病の発病に関しては、リスク遺伝子の保有以上に重大なのは、生活習慣です。実は、**生活習慣には遺伝子を変えてしまう作用がある**ことが、近年の研究によりわかったのです。

それこそが、「エピゲノム」です。「エピ」とは「後天的な」、「ゲノム」は「DNAの塩基配列」、すなわち「すべての遺伝情報」のことです。つまり、エピゲノムとは後天的遺伝情報という意味です。先天的には同じゲノムを持っていたとしても、後天的な環境因子によってゲノムは修飾され、個体レベルにおいて形質が異なってしまう、という新しい学説を「**エピジェネティクス**」と呼びます。

この学説にしたがえば、エピゲノムは肥満の発症にも関与していることになります。肥満になりやすいものを食べ、肥満になりやすい生活環境で過ごしているとエピゲノムが変化し、肥満になってしまうのです。**たとえ、先天的には肥満関連遺伝子を持っていなかったとしても、生活習慣が悪ければ、遺伝情報は後天的に書き換えられてしまいます。**

私たちは日々、さまざまな環境で生き、飲食を繰り返すことで、エピゲノムに変化を起こしています。エピゲノムは、まるで自らの行動を示す「前科歴」のようなものです。

不摂生が限界を超えて蓄積されたとき、細胞死や細胞老化のスピードが速まり、生活習慣病と呼ばれる多くの病気が目に見える形となって表に出てきます。その中でも肥満は、悪しき習慣の証のようなものなのです。

肥満者はエピゲノムを、今日からの生活によって、書き換えていかなければなりません。

○ 肥満遺伝子を持っていなくても安心できない！

肥満改善には「氏」より「育ち」

現在、肥満に悩む人は、エピゲノムが負の方向に働いていると考えられるでしょう。悪しき生活習慣が、肥満という変化を個体にもたらしているのです。「氏」か「育ち」かは、よく問われるところです。エピジェネティクスの学説が起こる以前は、「氏」は「育ち」を上回ると考えられていました。発端は、1859年にチャールズ・ダーウィンが進化論についての著作『種の起原』を出版したことに始まります。

ダーウィンは『種の起原』の中で、個体の持つ性質は親から子に伝わると記しました。親から子へと伝えられる「遺伝に関する要因」が、個々の生物の性質をコントロールするのではないかと考えたのです。

その後、フランシス・クリックによって「セントラルドグマ説」が提唱されます。簡単に説明するならば、DNAに記録されている遺伝情報は、一定の経路をたどって親から子へと伝達され、人や動物などの個体に表現される、という学説です。

この発表以降、分子生物学界でもセントラルドグマ説がもてはやされ、長く続いていた「氏」か「育ち」かという論争は、議論の余地もなく「氏」に軍配が上げられたのでした。

ところが、研究が進むにつれ、セントラルドグマ説では説明できない事例が多く出てきました。

たとえば、クローンマウスを使った有名な実験があります。クローンマウスは、親のマウスと遺伝子は同じです。ところが、後天的にＤＮＡに変化を加えると、尾の形が異なったのです。「遺伝子が同じならば、個体の形質も同じになる」という定説では説明できない事態が起こったのです。

また、一卵性双生児やクローン動物、あるいは挿し木などでも同じような研究が行なわれています。**同じ遺伝子を持っている二者を、環境の違う場所で育てると、個体差が生じる**ことが次々に明らかにされました。

つまり、遺伝子は、生活習慣によって変化することが、証明されたのです。

これこそ「エピジェネティクス」の概念です。遺伝子やＤＮＡが私たちの生体機能をコントロールしているという「遺伝子の乗り物説」は、覆されつつあります。そして今後は、環境から生じるシグナルが、DNAをコントロールしているという「エピジェネティクス」が遺伝子研究の主流となるでしょう。まさに「氏」より「育ち」、遺伝子は生活習慣によって書き換えられるのです。

○我々は「遺伝子の乗り物」ではない

環境次第で肌のハリまで戻る！

太り気味の人は、年齢以上に老けて見えます。貫禄《かんろく》を感じさせるからでしょう。実は、私は著書のプロフィール欄に15年ほど前の写真をよく使います。10キロも太っていたため、現在の私よりも貫禄があって、著者の近影としては重みがあってよいな、と思うからです。ですから、「この写真は15年も前のものですがお使いください」と、出版社の編集者の方々に差し出すと、必ず驚かれます。「今のほうが、断然、若く見えますね」と。

「貫禄」といえば聞こえはよいですが、ようは年齢以上に老けて見えているわけです。50歳を過ぎたら、エピゲノムの差はどんどん開いていきます。**若々しい人はより若々しく、老けている人はより年寄りくさくなっていくわけです。**

年齢とは一つの記号のようなものです。50歳を過ぎたら、身体年齢や寿命を決めるのは、エピゲノムです。適正体重をオーバーしている人は、本書で紹介していく「腸健康法」に励んで体重を適正値まで落とし、若々しさを取り戻すことが長生きの秘訣です。

玄侑宗久著『まわりみち極楽論』(朝日文庫)に、大変興味深い研究結果が記載されていました。

米国で行なわれた研究です。実験は、80歳以上の50名を対象に、彼らが20代の頃の環境を徹底的に再現した場所をつくり、50日間そこで生活してもらうというものでした。

テレビもラジオも60年前の番組が流されるという凝りようです。青春を謳歌した環境で暮らすと、人にはどのような変化がもたらされるか調査したのです。

50日後、**80歳以上の50人のうち30%以上もの人が、なんと20代の皮膚圧に戻っていました**。皮膚圧とは、肌のハリのことです。「**若い頃の環境は、若さをつくる**」ことが実証されたのです。若い頃の環境や生活習慣は、高齢者のエピゲノムをも変化させるのです。

遺伝子は若返ります。生活のしかた次第で、若返らせることができるのです。遺伝子を若返らせるには、自分の中から若々しいエネルギーがあふれ出るような環境に、努めてでも自らを置くことです。

若い頃によく聴いた音楽を流すのもよいでしょう。自分より若い年代の人たちと積極的に交流するのも大事なことです。

新しいことに臆することなく挑戦し、ワクワクドキドキと胸がときめく趣味を一つは持ってください。

私は、カラオケが大好きです。エピゲノムの若返りに努める予防医学サークルをつくり、仲間たちと定期的に昭和の名曲を熱唱するカラオケ大会を開いています。

○環境次第で「遺伝子」は若返る

「若返りの食事」とは?

私たちの体は、約37兆個もの細胞から成り立っています。この膨大で多種多様な細胞は、たった一つの受精卵から始まりました。受精卵のDNAをコピーしながら細胞分裂が繰り返され、現在あるのがあなたの体です。

すべての細胞が持っているDNAは同じです。ところが、神経細胞や心筋細胞、免疫細胞など、さまざまな形態や働きを持った細胞が生まれ、私たちの体を機能させています。これは、なぜなのでしょうか。

すべての細胞のDNAは同じでも、細胞によって使っている遺伝子は異なります。「遺伝情報の設計図」ともいわれるDNAは、無数の遺伝子が鎖のように連なる非常に長い物質です。人間の場合、一つの細胞に収められているDNAは、およそ1・8メートルにもなるといわれます。その膨大な遺伝情報のうち、使われる遺伝子は各部位によって違うのです。これもエピジェネティクスの機構によるものです。細胞ごとに使用する遺伝子が異なり、使用する遺伝子だけが活性化されているのです。

このエピゲノムの変化は、環境の他に食事によっても起こることがわかっています。

「アグーチイエロー」と呼ばれる系統のネズミは、遺伝子の中に余分なＤＮＡの断片があるため、肥満体で体毛が黄色いという特徴があります。

このネズミに、通常のエサを与えていると、親ネズミと同じく体毛の黄色い子どもが生まれます。ところが、ビタミンB_{12}、葉酸、コリン、ベタインを含んだエサを妊娠前から妊娠後期にかけて与えていると、痩せて体毛が褐色の子どもが産まれてきます。ビタミンB_{12}、葉酸、コリン、ベタインが遺伝子に働きかけ、体毛が黄色で肥満にする遺伝子を沈黙させたと考えられます。

ビタミンB_{12}は、**しじみや赤貝、あさりなどの貝類、牛・鶏・豚のレバー、すじこやいくら**などに多く含まれます。

葉酸は、**牛・鶏・豚のレバー、うなぎの肝、枝豆、モロヘイヤ、パセリ、芽キャベツ、ホウレン草**などに豊富です。

コリンは**卵黄や牛・鶏・豚のレバー、肉類、緑黄色野菜**などに含まれます。

ベタインは**エビやカニ、タコ、イカ、貝類などの魚介類**のほか、**麦芽やキノコ類、果物**に多いことが知られています。

こうした食品を日常的に食べておくと、肥満関連遺伝子を沈黙させ、エピゲノムの若返りに役立つと期待できます。

○レバー、魚介類、緑黄色野菜は肥満の遺伝子を黙らせる

老化は「腸」から始まる

あなたの体を構成する37兆個もの細胞のうち、まっさきに老化の兆候が現れる部位はどこか、ご存じでしょうか。答えは、**腸と腎臓**です。

肥満を改善して元気に長生きできる体を築くには、腸の働きが重要です。ところが困ったことに、その**腸から老化は始まるのです**。

私たちにとって、食べて排泄することは、生まれてから死ぬまで続けられる命の根幹です。その働きを一手に担う腸と腎臓は、一日も休む間もなく働いています。使い方が激しいものから老朽化するのは、自然界の常。腸と腎臓が、人体の中で最も早く老化していくのは、自然の成り行きともいえるでしょう。

生命を維持するために腸と腎臓へかかる負荷は、臓器に配分される血液量を見れば一目瞭然です。心臓は１分間に約５リットルの血液を送り出しています。その行き先の第１位は胃腸で30％、第２位は腎臓で20％、第３位は脳と骨格筋でそれぞれ15％です。

みなさんは、自分の体は脳を中心に動いていると感じているかもしれません。しかし、私たちの生命のために、日々過酷な労働を強いられているのは、腸なのです。

老いやすい腸をそのまま放置していては、腸の老化はどんどん進むばかりです。エピゲノムは自分次第で書き換えられます。太りにくく、元気に長生きする体を築くには、若々しい腸が必要なのですから、腸のエピゲノムを若返らせなければいけません。**加齢とともに老いを実感している人は、腸が加速度的に老化している**のでしょう。

腸の若返りに必要なのは、第一に善玉菌が優勢になるような腸内環境です。腸には3万種類、1000兆個もの多種多様な腸内細菌が、集合体をつくって生息しています。その集合体が重なりあって広がる様は、まるでお花畑のように美しいのです。その美しさから、腸内細菌の集合体は「腸内フローラ」と呼ばれています。

腸内フローラは、善玉菌が優勢になり、最大勢力の日和見菌がよい働きをし、悪玉菌が増殖も悪さもできない環境にあるとき、最も美しい状態が創出されます。このときこそ、腸のエピゲノムは若さの方向にベクトルが向くのです。

腸内フローラを美しく花開かせるために必要なことは、第1章でもお話ししたとおり、**食物繊維をしっかりとること**です。そのためには、「食前キャベツ」がおすすめです。

○腸内フローラが美しい人はいつまでも若い

「食品添加物」は腸を老けさせる

腸の年齢は、食べるもので決まります。**40歳以上で離婚した男性は、そうでない男性に比べて寿命が10歳も短くなる**という報告があります。離婚して食事が変わることによって腸の老化が進み、寿命を縮めてしまうのでしょう。

私には弟がいました。静岡県内の総合病院にて整形外科部長をしていましたが、58歳で亡くなりました。私たち兄弟は、同じ両親からＤＮＡを受け継ぎました。兄弟だからといって、ＤＮＡは同じにはなりませんが、病気のリスク遺伝子は親から同じように受け継いだはずです。弟はがんでした。私は70歳を過ぎてもがんの兆候はなく、現役生活を貫いています。私たち兄弟の運命を隔てたもの、その最大要因として考えられるのは食事です。

弟はバツイチでした。超多忙な生活を支えてくれる女性もおらず、食事はインスタント食品や電子レンジでチンするお弁当ばかりでした。インスタント食品やレトルト食品、コンビニ弁当など、長期間あるいは長時間、腐りもカビもしないような食品は、日常的に食べるべきではありません。**手軽に食べられる食事は、命を縮めます。**なぜなら、こうした食品には、保存料や防腐剤などの食品添加物が大量に含まれるからです。

インスタント食品やレトルト食品、コンビニ弁当の多くは、腐敗も劣化もせず、見た目おいしそうで、味も均一に保たれています。食品中で細菌が繁殖するのを防ぐため、許容されているギリギリの量まで保存料や防腐剤などの添加物が投入されているからです。

保存料や防腐剤は、好きなときに好きなものを食べられる、という食の便利さを実現しました。こうした化学物質は、食品中の細菌の繁殖を防ぎ、腐敗や劣化を起こさせません。

しかし、**腸にいる細菌たちの働きも、同じように阻害します。**毎日、保存料や防腐剤にまみれた食品をとっていれば、そのぶん、腸内細菌へ与える影響は深刻化していきます。

保存料の中で最もポピュラーなソルビン酸を使った実験があります。食品を腐敗させる細菌を寒天に入れ、そこにソルビン酸を0・3%だけ添加した培養液を加えると、細菌はまったく増殖できなかったのです。**これと同じ現象が、腸内でも起こるだろうと予測できるのです。**

人間の老化は、腸から始まります。腸の若々しさは、腸内細菌が築いています。腸内細菌にダメージを与え、腸を老けさせる食べ物は、できるだけ食べないほうがよいのです。

○「腐らない食べ物」は腸の毒になる

甘い物は「脳」を暴走させる

日本人は、体にもたらされる害も顧《かえり》みないまま、食品添加物をとり過ぎています。

たとえば、1・5リットルの紅茶飲料には約60グラムもの糖分が入っています。スティックシュガー20本分です。自宅で同じ分量の砂糖を使って紅茶を淹《い》れたら、甘すぎて飲めないでしょう。しかし、ペットボトルの紅茶はさほど強烈な甘さを感じません。**香料や酸味料などの添加物を加えると、甘さを感じなくなるのです。**

では、なんのために、それほど大量の糖分を加えるのでしょう。詳しいことは第3章でお話ししますが、**脳は糖分が大好きです**。脳が「おいしい」と強烈な刺激を受けとると、それを求めて暴走します。人の脳を強くひきつけることが、購買意欲につながるのです。

これは、紅茶飲料に限ったことでなく、ジュース類やスナック菓子を含むあらゆる商品に共通する構造です。

食品中に含まれる添加物の量は、国が規定する濃度に留められているはずです。しかし、**食品添加物を毎日かつ長期的にとっていると、腸内細菌に甚大なダメージを与えることが予測されます**。この問題に言及すると、「国が決めた規定の範囲内ならば、腸内細菌に影響を与えるはずがない」と食品メーカーなどから苦情が寄せられ、「保存料や防腐剤によって、腸内細菌が減るというデータを示してください」と反論されます。

しかし、データなど見ずとも、答えは明らかです。

今、日本人の大便の量が減っています。大便の大半は腸内細菌とその死骸です。ですから、大便の大きさを見れば、その人の腸内細菌の量がわかります。**大便の量が少ないのは、腸内細菌の数が少なく、繁殖率も悪い証です。**

また、においを嗅げば、腸内環境の善し悪しを判断できます。大便のにおいの度合いは、腸内環境によって違ってきます。強烈にくさい大便やオナラが出るのは、腸内の腐敗が進み、悪玉菌が増殖している表れです。

保存料や防腐剤を毎日とっている人の大便は、量が少なく、強烈なにおいがします。

以前、あるテレビ番組で20代の女性の便を調べていました。培養検査によって腸内細菌を調べると、通常はビフィズス菌が10〜15%を占めているところが、彼女の便は0・01%以下と極端に少ないものでした。「太りたくない。でも、お菓子を食べたい」と、食事のかわりにお菓子ばかり食べていたといいます。

大量生産されたお菓子は、食品添加物のかたまりであり、腸を老けさせる食品です。彼女の腸が心配です。

○便を見れば自分の腸内環境がわかる

「老化のスピード」はコントロールできる

『人は見た目が9割』（新潮新書）という本がベストセラーになりました。**人体内の老化の状況も、約9割は見た目に現れていると私は感じます。**今、医学界でも「見た目と老化」に注目が集まっています。皮膚科、形成外科、内科、歯科など各分野の医師たちが集まり、2008年に「見た目のアンチエイジング研究会」が発足しました。

きっかけは、「サーチュイン」と呼ばれる長寿遺伝子が発見されたことです。サーチュインは「老化のスピードをコントロールする遺伝子」のことです。この**長寿遺伝子が活発に働いている人は、見た目も若々しく健康的である**ことがわかっています。

医学界でいう「見た目」とは、皮膚、容貌、体型の三つです。細かくいえば、皮膚ならば肌のキメ・シワ・たるみなど、容貌ならば眼瞼《がんけん》・毛髪・骨の変化など、体型ならば脂肪のつき方や姿勢の善し悪しなどです。

人は年をとることを避けられません。しかし、「見た目」の劣化の具合や老化のスピードは人によって差があります。その差に関係しているものの第一に、サーチュインがあげられているというわけです。

サーチュインは、米国のマサチューセッツ工科大学のレオナルド・ガレンテ博士らの研究によって、初めてその存在が知らされました。現在では「Sir1（サーワン）」から「Sir7（サーセブン）」まで、7種類の長寿遺伝子が存在することがわかっています。

長寿遺伝子と聞くと、寿命が長くなることをイメージしますが、実はその効果はまだ明らかにされていません。酵母や線虫、ショウジョウバエでは、サーチュインによる寿命延長効果が確認されていますが、人間では否定する報告もあります。むしろ、サーチュインは、寿命を延ばすこと以上に、アンチエイジング効果が注目されています。

サーチュインの七つのうち、「Sir1」は記憶に関与していることが明らかにされています。「Sir1」の活性化は、アルツハイマー病や筋萎縮性側索硬化症《きんいしゅくせいそくさくこうかしょう》の治療にも応用されています。

また、「Ｓｉｒ６」は、シワなど皮膚の老化や背中が曲がるなど、見た目の老化との関係が深いことがわかっています。

見た目の若々しい人は、これらの長寿遺伝子が活発に働いているのです。

○長寿遺伝子は「見た目」も若返らせる

「痩せると若返る」のはなぜか

サーチュインは、すべての人のDNAに組み込まれています。「年齢を超えて若々しい人」だけが持つ特別な遺伝子ではなく、誰もが当たり前に生まれ持っている遺伝子です。ただし、ふだんの生活では眠っています。眠っている状態では働きません。サーチュインを働かせるには、スイッチをオンにする必要があるのです。

最近の研究により、メタボリックシンドロームの体ではサーチュインが眠ってしまい、働かないことがわかっています。**人が太ると老け、痩せると若返るのは、サーチュイン遺伝子がオンになっているかどうかの違いだったのです。**ですから、サーチュインをオンにするためには、体重を適正値まで落とす必要があります。

サーチュイン遺伝子をオンにする方法として、カロリー制限はよくいわれるところです。アカゲザルを使い、「30％のカロリー制限を20年以上ずっと続けた結果、若さを保った」という研究結果を得た有名な実験があります。

また、米国には「カロリー制限協会」という団体があり、30%のカロリー制限を提唱しています。ふだんの食事から30%カロリーを減らすと、血管年齢が一般の人に比べて平均30歳若くなるという結果が出たそうです。

しかし、カロリー制限には問題があります。**一度でもカロリー制限をやめると、すぐにサーチュインは働かなくなる**ことが、新たな研究によりわかったのです。人の場合、カロリー制限で若さを得ることは現実的に不可能だということです。

私はサーチュインをオンにする方法として次の二つをおすすめしています。カロリー制限よりずっと現実的で、効果の高い方法です。ぜひ、チャレンジしてください。

① 適度な運動をする

激しい運動や翌日に疲労が残るほどの強い運動は必要ありません。じんわりと汗ばむくらいの運動が理想的です。

② 腹八分目でやめる

食事にほんの少し物足りなさを残したところで「ごちそうさま」をすることが、サーチュインをオンにする秘訣です。

○カロリー制限で若返ることはできない

「新型栄養失調」が寿命を縮める

私はカロリー制限をおすすめしません。カロリー制限を考えると、エネルギー量の多い肉や卵など動物性タンパク質から摂取を控える人が多くなります。それがカロリーダウンさせるために、最も手っ取り早い方法だからです。命を支えるために食事をするのに、カロリー値ばかりに目がいき、体に必要な栄養素をとらなくなっては、「命を支える」という食事本来の目的が果たせなくなります。

今、高齢者の健康で大きな問題となっているのは、「新型栄養失調」という新たな病気です。**国は、70歳以上の五人に一人が新型栄養失調になっていると報告しています。**原因は、「コレステロール値が高くなるから」「太るから」といって、肉や卵などの動物性タンパク質を控える人が多くなっていることにあります。

新型栄養失調で問われるのは、**血清アルブミン**という成分です。**たった一つ**

の成分がたりなくて、70歳以上の五人に一人が寿命を縮めてしまっているのです。

血清アルブミン値が1デシリットル中に4・2ミリグラムあれば、1年後に死亡する高齢者はいません。しかし3・4ミリグラムでは、1年後に半数の高齢者が亡くなったという統計があります。血清アルブミンを3・5ミリグラム以下にしてはいけないのです。

血清アルブミンの材料となるのは、肉や卵、魚などの動物性タンパク質と、大豆などの植物性タンパク質です。新型栄養失調は、「タンパク質エネルギー栄養障害」とも呼ばれます。「食の専門家」を名乗る人の中には、「豆腐や納豆など植物性のタンパク質をとっていれば、動物性タンパク質はとらなくてもよい」という人がいます。「肉や卵はコレステロール値を高くするだけでなく、体内を汚すから食べてはいけない」という困った人まで出てきました。この誤った情報が広く流布し、常識化していった結果、新たに生まれてしまったのが、「新型栄養失調」という病気です。

もちろん、魚や豆腐などにも良質なタンパク質が含まれます。しかし、**肉や**

卵にも良質なタンパク質は多く、血清アルブミンの材料として不可欠な食品なのです。

誤った健康常識を信じて実践していると命を縮めます。病気や肥満を避けたいために肉や卵の摂取を控え、それが原因で寿命を縮めてしまっては、たとえ体重を落とすことができたとしても本末転倒としかいえないのです。

○長生きするには肉や卵も食べる

「寝たきりにならない人」は肉をよく食べる

それではなぜ、血清アルブミンの量が減ると、寿命が縮まるのでしょうか。

血清には、さまざまなタンパク質が含まれます。それらのタンパク質の中で最も多いのが血清アルブミンであり、約6割を占めています。血清アルブミンは、食事からとるタンパク質の量に敏感に反応するため、タンパク質の栄養状態を示す指標としても使われている重要な栄養素です。

血清アルブミンは、働きも重大です。第一に、血液の浸透圧を保つ働きがあります。血液が体内を正常に循環できるのは、血清アルブミンが血液中の水分量を適度に保ち、浸透圧を維持してくれているおかげです。

さまざまな物質と結合する作用が強いのも、大事な働きの一つです。カルシウムなどのミネラル、脂肪酸、酵素、ホルモンなどと結合し、それらの物質を必要としている細胞へ届けるのも、血清アルブミンの役目です。

このように、**血清アルブミンは血液の循環と栄養素の運搬に重要な役割を担**

っています。

そのため、血清アルブミンが減ると体内の組織をつくる材料が不足し、さまざまな部位の機能が正常に働かなくなります。

たとえば、血管をつくる材料が不足すれば脳出血が起こり、赤血球の材料が不足すれば貧血になり、筋肉や骨をつくる材料が不足すれば、高齢者の場合は歩けなくなって寝たきりが引き起こされます。

100歳を過ぎて元気にピンピンと生活している人は、肉をよく食べています。百寿者に健康の秘訣を尋ねると、「肉を食べること」と8割が答えるでしょう。

聖路加国際病院理事長の日野原重明先生も、100歳を超えてなお現役の医師として活躍されています。私は3カ月に一度は日野原先生にお会いし、夕食をご一緒します。日野原先生は、週に2回はステーキを召し上がるそうです。日野原先生のパワーの源の一端が週2回のステーキであることは、間違いなさそうです。

タンパク質は、体をつくる材料です。筋肉や皮膚はすべてタンパク質を材料につくられています。

肉を食べている人に長寿者が多いのは、良質なタンパク質によって健全な体がつくられるからと考えられるでしょう。

○肉食が元気な高齢者をつくる

「コレステロール」と「血圧」は適度に高いほうがボケない

「肉や卵を控えなさい」という医師や食の専門家たちは、コレステロールの害を第一の理由としてあげます。しかし、コレステロールが直接、生活習慣病の原因になるわけではありません。むしろ逆です。**コレステロールが不足すると、がんを招きやすくなります。**

人間の体は、約37兆個という小さな細胞の集まりです。細胞は、常に新しいものにつくりかえられることによって、生体の機能が保たれています。この細胞をつくりかえる材料を、いつでも供給できるように準備しておかなければいけません。

コレステロールは脂質の一種です。細胞を包む膜は、コレステロールからつくられます。細胞膜があるから細胞は安定して機能できるのであり、それがなくなれば、新しい細胞を正しくつくれなくなります。コレステロールが不足すれば、貧弱な細胞膜しかつくられず、そこからがん細胞が生まれやすくなるのです。

コレステロールには「善玉」と「悪玉」があるとされますが、コレステロールには善も悪もありません。善玉コレステロールの正式名称はHDLコレステロールといい、体内にたまったコレステロールを肝臓へ戻す働きをします。悪玉コレステロールは正しくはLDLコレステロールといい、コレステロールを必要とする組織に運ぶ役割を持ちます。ただし、LDLコレステロールの場合、増えすぎると血管にたまり、動脈硬化の原因になるといわれています。動脈硬化が、心筋梗塞や脳卒中の原因になることはご存じのとおりです。

しかし、**LDLコレステロールが悪玉となるのは、それが酸化したとき**です。活性酸素という毒性の強い物質と結びつくと、LDLコレステロールや中性脂肪は過酸化脂質というまったく別の物質へと変化します。この過酸化脂質が血管を傷つけてボロボロにし、血管をつまらせたり、破裂させたりするのです。

日本脂質栄養学会は、「コレステロール値は高いほど長生きする」という指針を発表しています。また、「**コレステロール値が高いほど死亡率が低い**」「**コ**

レステロール値を下げる薬を服用しても、心臓病の予防効果はみられない」という研究報告も相次いでいます。

認知症の重症度を評価する「臨床認知症評価法（CDR）」でも、コレステロール値と血圧は適度に高いほうがよい数値を示すことがわかりました。コレステロールが脳の細胞を丈夫に保ち、認知症を防いでくれるのでしょう。

○コレステロールが不足するとがんになりやすい

週に2〜3回は「ステーキ」を食べなさい

前著『50歳からは炭水化物をやめなさい』は、15万部を超すベストセラーとなりました。１２５歳まで元気に若々しく人生をまっとうするためには、50歳を境に食べ方を変える必要があることを述べた本です。その本の中でも「週に2〜3回はお肉を食べなさい」と述べ、脂身を避け、ヒレ肉やもも肉がよいだろうとも記しました。

健康をより考えればそのとおりです。しかし、ある講演会でお話しした際、「先生の本を読みました。お肉は食べても、脂身をとらないようにするために、高タンパク低カロリーの鶏の胸肉やささみを食べるようにしています」と70代の男性にいわれました。また、「お肉とはどんな料理ですか」という質問も多くよせられました。

そこで、本書では改めていいなおさせてください。**50歳を過ぎたら週に2〜3回はステーキを食べましょう。**肉をしっかり食べる日を定期的に持ってほしいのです。**脂身や肉の種類などにはこだわらず、そのとき食べたいものを食べるとよいでしょう。**

詳しいことは次項で述べますが、肉の脂質から合成されるコレステロールは、性ホルモンの材料にもなります。個人差はありますが、性ホルモンは50歳を境につくられる量が激減します。**性ホルモンの分泌量が減ると、若々しさが消え、寿命も縮みます。**ですから、性ホルモンの材料として、脂質もある程度は必要なのです。

ステーキを食べることによって少々脂身をとり過ぎても、一緒に野菜をしっかりとっておけば問題ありません。第1章でも述べたように、ステーキのような高脂肪食は悪玉菌を増やします。しかし、食物繊維を一緒にたっぷりとっておけば、悪玉菌は悪さもせず、繁殖もしません。ステーキを食べるときには、糖質を含まない野菜をしっかりとるようにしましょう。肉の脂身が少し多いなと感じるときには、色と香りの強い野菜を一緒に食べてください。後述しますが、色と香りの強い野菜には、強力な解毒作用があります。

ただし、性ホルモンが正常に分泌されている40代までの人は、話が違います。

体内で性ホルモンを合成する力があるのに脂質をとり過ぎていると、コレステロールが多くなり過ぎ、若くして脳卒中や心筋梗塞になる危険性が高まります。

40代までの人は、肉の脂身はなるべく避けておいたほうが賢明です。

50歳以上には脂も必要！

男性ホルモンが減ると「インスタントご飯」を食べたくなる

私の親しい友人は男性ホルモン（テストステロン）をときどき注射して、若さを保つよう努めています。しかし、私は男性ホルモンを注射で補うことに反対です。そんなことをしなくても、日常生活の中で男性ホルモンの分泌を高める方法があるからです。

男性ホルモンは、男性としての快活さやエネルギーの源です。筋肉や骨をつくり出す力を持ち、性欲や性機能を活発にさせます。男性が男性らしく若々しくあり続けるために、必要不可欠なホルモンなのです。

ところが、**男性ホルモンは20代をピークに減り始め、40代になると極端に減ります**。その頃から、倦怠感や不安、集中力の低下などを感じることが多くなります。代謝機能が下がり、内臓脂肪などが増えて肥満になるケースも増えていきます。その状態を放置してしまうと、50歳前後から男性更年期障害になる危険性が高まるのです。

今、日本では男性更年期障害になる人が多くなっています。男性であっても男性ホルモンの分泌量が減れば更年期障害になります。40代以降の人で、「やる気がない」「疲れがとれない」「気持ちが沈む」という症状を日常的に感じている人は注意が必要です。これらは男性更年期障害の三大症状です。

男性ホルモンはコレステロールを材料につくられます。ですから、50歳を過ぎたら週に2～3回はステーキを食べる必要があるのです。また、40代であっても男性更年期障害の三大症状を自覚している人は、週1～2回はステーキを食べるとよいでしょう。ただし、活性酸素と脂質が組み合わさると脳卒中や心筋梗塞の危険性が高まるのは事実です。活性酸素の害を消すためにも、解毒作用のある野菜をたっぷり、肉と一緒に食べることを忘れないでください。

男性ホルモンが減ってくると倦怠感が強くなるため、食への意欲が減り、手軽に食べられるものを好む傾向が強まります。そんなことをしていては、なおのこと男性ホルモンが減り、肥満が進むばかりです。インスタントなご飯ですませるのはやめましょう。

また、**男性ホルモンは睡眠中に分泌量が増えます**。十分な睡眠を心がけてください。夜勤の多い生活は分泌量が下がりやすくなります。その場合は良質な睡眠がとれる工夫をすることです。男性ホルモンは、筋肉からも分泌されます。有酸素運動も効果的です。

睡眠不足も男性ホルモンを減らす!

男性ホルモンは枯らさず増やさず

男性ホルモンの分泌量が減ると、やる気がなくなったり、疲れがとれなくなったり、気持ちが沈むなどの症状が現れることがあると前項目でお話ししました。しかし、男性ホルモンが必要だからといって、過剰に分泌すると寿命が短くなります。私の友人の会社社長は、若い女性にモテたいと男性ホルモンを注射していたのですが、急に亡くなってしまいました。

多くの生物種でオスが短命な傾向がありますが、これは男性ホルモンの影響と考えられます。人間についても、少年期に去勢を施された朝鮮王朝時代の宦《かん》官《がん》は、睾丸のある男性に比べて長生きしていることが歴史資料の調査によって明らかとなりました。

つまり、**男性ホルモンは若さを保つためには必要ですが、年をとってから過剰に分泌していると、寿命が短くなる**のです。男性ホルモンは「枯らさず、増やさず」の状態にしなければいけないということです。若さにばかりこだわって男性ホルモンを注射したりすると、かえって寿命を短くするのです。

同じことが「成長ホルモン」についても言えます。成長ホルモンは子ども時代の分泌は不可欠ですが、**年をとってから過剰な分泌が続くと、がんや糖尿病になりやすい**のです。

「ラロン症候群」という病気があります。この病気になると、肝臓の機能が壊れるため、脳下垂体からせっかく分泌された成長ホルモンを、筋肉や骨を成長させる物質に変換することができません。

ところが、成長ホルモンを正常に働かせられない「ラロン症候群」の患者は、実はがんの発生や糖尿病の発症が少ないことがわかっています。現に、エクアドルではラロン症候群でがんや糖尿病になっている人は、皆無です。しかし、同じ地域に住み、同じ年齢構成のグループでは、5%が糖尿病を発症し、20%ががんで死亡していました。

男性ホルモンや成長ホルモンは、若いうちは特に必要です。高年齢になってもこれらのホルモンがなくては、若さを保てません。

しかし、高年齢になってもこれらのホルモンを注射などに頼って不自然な形で過剰に分泌させることを続けると、寿命が短くなったり、がんや糖尿病になったりするので、注意が必要です。

○ 過ぎたるは及ばざるがごとし

女性ホルモンで苦しまないために

女性にとって、女性らしさと若々しさを保つホルモンは女性ホルモンです。女性ホルモンにはいくつか種類がありますが、若々しさを保つホルモンで最も重要なのは、卵巣から分泌される卵胞ホルモン（エストロゲン）です。

女性の更年期障害は、卵巣機能が低下してエストロゲンが欠乏し、それによってホルモンバランスが崩れることから起こります。主な自覚症状は、脈が速くなる、動悸《どうき》がする、血圧が激しく上下する、ほてりやのぼせが起こるなど、強い体調不良です。めまいや耳鳴り、肩こり、不眠、疲労感などが現れることも少なくありません。

また、精神症状も強く現れます。情緒不安定、不安感、イライラ、抑うつ気分などです。

こうした心身の不調が長期にわたって続くため、ＱＯＬ（生活の質）は落ち、女性としての若々しさも失われていきます。

そこで女性にとっても、50歳前後から女性ホルモンを増やす努力が重要になります。

女性の若さを保つ方法としておすすめしたいのは、大豆製品を十分にとることです。豆腐、納豆、豆乳、味噌をふだんから多めに食べておきましょう。大豆製品に含まれるイソフラボンは、エストロゲンと分子構造がよく似ていて、エストロゲンの作用を一部代行してくれるのです。女性は閉経とともに卵巣機能が失われます。これによって、エストロゲンの分泌も激減します。それは避けて通れない人体の成り立ちです。エストロゲンが激減したのちも、女性らしさと若々しさを保つには、イソフラボンの摂取が役立つのです。

食品安全委員会の報告では、イソフラボンの摂取量は1日に75ミリグラム程度が適当とされています。豆腐なら1丁、納豆なら2パック、豆乳なら２００ミリのパックを2本です。ところが、日本人の1日の平均摂取量は30ミリグラム程度と半分しかとれていません。

だからといって、**サプリメントや強化食材などに頼って、イソフラボンをとることはおすすめしません。**イソフラボンは過剰に摂取すると、血中ホルモン値が変動したり、生理周期が長くなったり、子宮内膜症を発症したりなどの副作用が報告されています。

イソフラボンは食事の中から自然な形でとるのが望ましい栄養素です。毎食の味噌汁に豆腐を加え、朝は納豆を1パック食べ、おやつに豆乳を1本飲んでおけば、十分です。なお、**大豆製品を多くとっている女性は、乳がんになりにくいというデータもあります。**

○ **毎食、大豆製品を食べる！**

「大豆」は脂肪をエネルギーに変える

大豆に含まれるタンパク質は、健康の維持に重要な栄養素です。肉や卵、魚も大事ですが、大豆もやはり重要なのです。

大豆タンパク質を摂取すると中性脂肪の値が下がることが知られています。**中性脂肪とは簡単にいえば、体にブヨブヨとついたぜい肉のこと**です。中性脂肪の値が高くなると、善玉と呼ばれるHDLコレステロールが減り、悪玉と呼ばれるLDLコレステロールが増えてしまうことがわかっています。中性脂肪とLDLコレステロールという体内にある脂質が活性酸素と結びつくと、過酸化脂質という怖い物質に変性し、脳卒中や心筋梗塞の原因になることは、前にもご説明したとおりです。

ですから、肥満を解消して寿命を縮めないためにも、中性脂肪は体から減らしたほうがよいことになります。そこで重要な働きをするのが、大豆タンパク質に含まれる「ベータコングリシニン」という物質です。ベータコングリシニンは、肝臓で中性脂肪がエネルギーになるのを促します。また小腸での脂肪の吸収を抑える働きもあります。こうした働きから、ベータコングリシニンは中性脂肪が体に蓄えられるのを防いでいるわけです。

また、**大豆タンパク質にはコレステロール値を下げる作用もあります。**コレステロールは、腸の中で胆汁酸と行動をともにします。大豆タンパク質は、体内で使い切れなかった余分なコレステロールを胆汁酸とともに包み込んで体外に排出してくれるのです。

大豆の健康効果の高さは、タンパク質だけではありません。ビタミンEやイソフラボンといった抗酸化物質を含みます。抗酸化物質とは、活性酸素の害を防ぐ作用を持つ物質のことです。また、**大豆はカルシウムの優れた供給源にもなります。**

なお、大豆イソフラボンは、腸内細菌と結びついて「エクオール」という成分をつくり出すことも知られています。エクオールは強力な抗がん作用を持ちます。また、形が女性ホルモンそっくりで、イソフラボンより100倍の効率で女性ホルモンと同じような作用を体に施します。

実は、このエクオールをつくれるのは、イソフラボンと相性のよい腸内細菌を持った人だけです。**日本人女性の場合、約半数がエクオールをつくり出す力を持っている**とされます。エクオールをつくれる腸内細菌を育てるには、腸内環境を整えたうえで、大豆や大豆製品を毎日食べる習慣を持つことが大事です。

○骨粗しょう症予防にも大豆が効く

楽しくおいしく好きな人と食事をすれば太らない

肥満は老化を導く重大な因子であることが明らかにされてきました。逆に、肥満を解消すれば老化を防げるということで、今、肥満の治療法の開発が盛んになっています。

体を肥満に導くのは、脂肪細胞です。成人では数百億個あるとされます。脂肪細胞には、「白色脂肪細胞」と「褐色脂肪細胞」という2種類があります。肥満の原因になるのは、「白色脂肪細胞」のほうです。白色脂肪細胞は、中性脂肪を溜め込む細胞で、脂肪を蓄えると3〜4倍にも膨らみます。それでも**蓄えきれないほどの脂肪が入ってくると、細胞分裂して数を増やしていきます**。

白色脂肪細胞は、皮下だけでなく、肝臓や内臓にも分布しています。肝臓や内臓に脂肪が溜まる形の肥満がメタボリックシンドローム（内臓脂肪型肥満）で、生活習慣病の一つに加えられています。

一方、「褐色脂肪細胞」とは、脂肪を燃焼させる細胞です。運動などをしなくても脂肪を燃やし、体重を落としてくれる働きを持っています。

今、褐色脂肪細胞を活性化して肥満の治療をしようという研究が進んでいます。褐色脂肪細胞は脂肪をエネルギー源として効率的に消費して熱を発散するので、これを活性化すれば肥満改善につながっていくのです。

褐色脂肪細胞は、「食べ方」によって活性化できることがわかっています。食事の際、本来その食品が持つ熱量以上に体温が上昇することがあります。**においや味など、エネルギーになると思えないものが褐色脂肪細胞を働かせ、エネルギーを産生していた**のです。

「おいしい」「いい香り」などの情報によって感覚が刺激されると、ノルアドレナリンなどのホルモンが分泌されます。このホルモンが、褐色脂肪細胞からエネルギーを放出させ、脂肪の燃焼を導くのです。

肥満を解消するには、「食べるもの」だけでなく、「食べ方」も重要です。褐色脂肪細胞を活性化させる食べ方は、**「『おいしい』ということ」「大好きな人と食べること」「楽しく食べること」**という3点です。

視覚・聴覚・嗅覚・触覚そして味覚という五感をフル稼働させ、感覚器を刺激しながら食べていれば、ノルアドレナリンがたくさん分泌され、褐色脂肪細胞を活性化できます。

すると、食事をしながらも褐色脂肪細胞が中性脂肪を燃やし、エネルギーを産生するのです。**人は食べ方を変えるだけで、痩せることができるのです。**

○ においや味で脂肪細胞が燃焼する!

大食いのフランス人はなぜ太らないのか？

褐色脂肪細胞を刺激する食べ方をしていれば、人はムダに太ることはありません。フランス人は、一度に大量の食事をとります。ランチであっても、サラダなどのオードブルに始まり、スープ、メインの料理、デザート、カフェとコースで食事をとります。一般的なレストランでは、メイン料理に肉を頼めば大きなステーキが出てきますし、魚を頼めば大ぶりの魚がゴロンと出てきます。それほど大量の食事をとっていても、フランス人には肥満の人があまりいません。その理由は、食べ方にあるといわれています。**フランスでは、仲間や家族と談笑しながら、最低でも1時間はかけて食事をします。**大好きな人と楽しく笑い合いながら食べているので、大きなステーキを食べても、褐色脂肪細胞がエネルギーを産生し、食べ物が持つエネルギーの多くを食事中に消費してしまえるのでしょう。

食事時間の国際比較をした統計結果を見ると、１日当たりの食事時間はフランスが最長の2時間15分、ニュージーランドが2時間10分、日本は第3位で1時間57分でした。日本は、世界的にみても食事に時間をかける国民のようです。

しかし、「楽しく」「おいしく」「笑いながら」という食事スタイルを考えるとどうでしょうか。

「『まずい』といいながら食べる」「好きではない人と食べる」「ストレスを感じながら食べる」という三つは、太る食べ方です。**感覚器を刺激できていないからです。**

こうした食べ方をしたのでは、褐色脂肪細胞の活性が低下し、エネルギーの消費量を落ち込ませ、白色脂肪細胞に脂肪を蓄えさせることになります。

お得意様だからといって好きでもない人とお酒を飲みにいったり、ランチをしながら会議をしたりなどは、会社員の人に多い慣習でしょう。私もよくお酒の席に誘われます。大好きな人に誘われれば、喜んでついていきますが、嫌いな人に誘われたときには、「田舎の親父が亡くなったもので、残念ながらいけません」と、見え透いたウソをついてでも断ります。自分の体を守るためだからです。

食卓で子どもを叱ったり、夫婦で言い争いをしたりなどもいけません。自分も太りますが家族も太らせてしまいます。

絶対にやってはいけないのは、「ながら食べ」です。「仕事をしながら」「テレビを見ながら」「本を読みながら」「携帯をいじりながら」など、「ながら食べ」をやめるだけで痩せる人は少なくないでしょう。五感を働かせない食べ方は、肥満を増長させるだけです。

○笑顔の多い食卓は太らない

“肥満にならない遺伝子”を築く5カ条

1条	2条	3条	4条	5条
気持ちが若返る趣味を持つ。	食品添加物を含む食品は、できるだけ食べない。	食事にものたりなさを残すと遺伝子が若返る。	ステーキと大豆製品で性ホルモンが元気に。	五感を働かせ、おいしく楽しく大事に食べる。

第3章

暴走する脳に左右されない!

「脳」から解放されて「腸」で痩せる

腸を大切にすれば、多くの病気は防げる

私たちの体内には、口から肛門まで1本の管が通っています。これを消化管と呼びます。広義には、この消化管全体を腸と呼びます。狭義には、食道または胃から下全体が腸です。

腸はよく「内なる外」といわれます。体の内側にありながら、皮膚と同じように外界（外から入ってくる食べ物）とじかに接しているからです。「内なる外」である腸は、主に**「消化」「免疫」「解毒」**という役割を一手に引き受けています。

腸の役割として最も知られているのは「消化」でしょう。みなさんは「食べる」というと、口にものを入れることだと考えるかもしれませんが、食べ物がさまざまな栄養素に分解されて体の内側に吸収されるのは、腸からです。食べ物が腸まで届き消化吸収されて、初めて「食べる」という行為は完了します。

ですから、**食事は脳で感じる味よりも、本来は腸を重視して「食べる」べきな**

のです。

「免疫」という重大な働きも、腸が行なっています。私たちの体には、免疫という機能が備わっています。外界から侵入する病原菌などの異物や、体内で日々出現しているがん細胞などから身を守ることで病気を防ぎ、あるいは病気を治そうとする機能のことです。

免疫が正常に働いていれば、病気になることはなく、たとえ発病したとしてもほどなく治ります。この**免疫機能を担う細胞の約70％が、腸に存在しています。**腸が「内なる外」だからです。腸にて病原菌などの有害物質をしっかり防御できれば、体の内側にそれが入り込むことはありません。

さらに「解毒」も、腸の仕事です。解毒を行なう臓器は肝臓だと知られていますす。しかし、外から入ってくる有害物質をまずブロックしているのは、腸なのです。**肝臓に送られるのは、腸にてブロックしきれなかった有害物質だけです。**もし、腸が有害物質をブロックせず、すべて肝臓に送っていたら、肝臓に負担が重くのしかかり、機能不全に陥る危険性も考えられるでしょう。肝臓の病気は心臓や呼吸器の病気を誘発します。腸がしっかり機能していればこそ、そうした重篤《じゅうとく》な病気も防げるのです。

こうした「消化」「免疫」「解毒」という腸の重大な働きを支えているのが、腸内細菌です。食べ物から栄養素を合成し、免疫細胞を活性化し、有害物質をブロックするという仕事をしながら、腸がスムーズに働けるよう腸内細菌が手を貸してくれているのです。

○腸は毎日「消化」「免疫」「解毒」の三役をこなしている

「異常な食欲」は「暴走した脳」のしわざ

生物が地球上に現れたのは、約40億年も前のことでした。わずか一つの単細胞生物から生物の歴史は始まりました。その後、複数の細胞を持つ多細胞生物が生まれ、多細胞生物はやがて一つの臓器を初めてつくりました。それが腸です。**生物が最初に持った臓器は、腸だったのです。**

腸だけで生きていた生物は、やがて、思考や判断に必要なニューロンと呼ばれる神経細胞を腸に持つようになりました。神経細胞を初めて持った臓器も、脳ではなく腸です。脳を持たない生物は腸で思考するのです。そして現在も、私たちの腸では、大脳に匹敵するほどの神経細胞が働いています。**腸は思考する臓器なのです。**

腸の発達は、生物にさらなる進化の道を開きました。腸がさまざまな臓器に分化していったのです。

栄養分を蓄える細胞が腸から分離して肝臓になり、インスリンを分泌する細胞が腸から分離してすい臓になり、食べ物を一時貯蔵するために腸の前部が変化して胃になり、酸素を吸収する細胞が腸から分離して肺になり、腸の始まりである口の神経の集合体が脳になる、など、私たちの体を構成する臓器は、すべて腸から変化していったものなのです。

腸の働きは、他の臓器や神経と密接に連携して行なわれます。その理由は臓器の進化の歴史を見ればよくわかります。腸が体内創造の母であり、多くの臓器はその子どものようなものです。独自の判断で他の臓器や神経に指令を送れるのも、脳以外では腸だけなのです。

脳も、腸から形成された臓器です。腸から分離し、神経細胞を無数に持った脳ができると、脳は複雑な進化を急スピードで繰り広げていきました。人類は500万年余り前に独特の進化を始めたといわれます。約40億年という膨大な歳月をかけて生物はゆっくりと進化してきたのに、人間の脳は500万年というあまりに短い期間で約3倍に膨張し、複雑な機能を備えるにいたったのです。

人は、この脳をいまだ満足に使いこなせていません。脳は、自分の欲求に貪欲で、どんなことをしても人を従わせようとします。**脳はとくにストレスに弱**

く、ストレスを負うと、食など原始的な方法でストレスから逃れようとします。

そんな脳の暴走に振り回されて食べ続け、形づくられていったのが、肥満の体なのです。

○すべての内臓は腸から生まれた！

「ストレスで太る」のはなぜか？

ある太った女医さんのお話をしましょう。彼女は、私の教え子です。

彼女はある日、決意しました。

「肥満は体に悪い。40歳を過ぎ、生活習慣病もそろそろ気にかかる年頃になってきた。医師は体力勝負なのに、こんなに太っていては疲れやすくて、仕事にも差し障《さわ》る。なにせ、自分がメタボリックシンドロームでは、患者さんに健康管理について説くわけにもいかない。そうだ、明日からダイエットをしよう！」

彼女は重い腰をようやく上げ、食事制限によるダイエットを始めました。

「1日に食べたものから得る摂取エネルギーが、1日に使う消費カロリーを下回れば痩せる」という、医学界に最も深く浸透するダイエットの定義に従い、カロリー制限に乗り出したのです。

彼女は食品のカロリー数を調べながら、一生懸命にがんばりました。しかし、仕事でトラブルのあった日の夜中、自分を制しきれなくなったそうです。布団から飛び起き、炊飯器を抱え込むようにしてご飯を全部平らげました。

「先生、私にはダイエットはむいていないって、わかったんです」

彼女は休憩中、スナック菓子に手を伸ばしながら、ため息まじりに嘆きました。

「ストレスと免疫の関係」は、私の研究テーマの一つです。**ストレスにさらされると、脳はすぐ目の前にある快楽に飛びつくようにできています。**私はネズミを使って、そのことを検証してみました。ネズミにストレスを与えると、一種の逃避行動として食欲を増大させました。なぜでしょうか。「脳が自分の報酬系を活性化させるため」に、食欲を満たす行動に走らせるからです。

これは、人間でも同じです。欲求が満たされたとき、あるいは欲求が満たされるとわかっている場合、脳の「報酬系」と呼ばれる部分が活性化します。すると、「快」の感覚が得られます。この**「快」の感覚は、一瞬であっても、ストレスからくる不安やイライラ、心配、不満などの負の感情を忘れさせてくれる**のです。

現代社会は「ストレス社会」と呼ばれます。私たちはストレスの重圧を感じながら日々生きています。その重圧から逃れるために、脳はストレスを発散できる方法を探します。食に走ってしまう人の場合、第一の解決策として食が脳にインプットされているのです。

○脳は目の前の快楽を我慢できない

仕事がうまくいっていない人ほど食欲を抑えられない

それでは、脳はどのように「快」の感覚を得ようとするのでしょうか。

たとえば、脳が喜ぶ味が口に入ると、脳内の特定の部位が興奮し、脳内伝達物質であるドーパミン、セロトニンなどが増えて快楽中枢が刺激されます。ドーパミン、セロトニンは、人の幸福感をつかさどる物質であり、「幸せ物質」とも呼ばれます。この幸せ物質が脳内にて分泌されると、脳が幸福を感じ、その幸福感を得たいがために、脳は再び快楽を求めます。これが、「脳が自分の報酬系を活性化させる」ということです。

脳の欲求には、食欲やのどの渇き、体温調節など生物学的欲求があります。こうした原始的な欲求に対しては、それを解消するための行動を起こせば、脳はたちまち満足します。

一方、他人にほめられることや愛されること、認められることなど、より高次で社会的な欲求もあります。社会的な欲求が満たされないことは、脳にとって大きなストレスです。そこで**脳は、一時的ではあれ、即座に自分を癒してくれる原始的欲求を満たすことで「快」の感情を得、仕事がうまくいかないなどの社会的欲求が満たされないストレスをごまかそうとするのです。**

「人は何をしているときが幸福か」というテーマで調査した論文が科学雑誌「サイエンス」に掲載されました。

第1位は「セックスをしているとき」で90点を超えていました。第2位は「気持ちよく運動しているとき」で77点、第3位は「おしゃべりをしているとき」でした。これは世界中の統計を総合したものです。もし、日本にて「何をしているときにストレスは解消されるか」というテーマで調査すれば、「食べているとき」「お酒を飲んでいるとき」「寝ているとき」が上位にランクインすることでしょう。

このように、脳は自分の報酬系を満足させるために、極めて原始的な行動を好みます。たらふく食べて、お酒を飲んで我を忘れて、セックスをして体を動かして、おしゃべりをしてぐっすり眠る。これだけで脳の報酬系は満足してしまうのです。

人間の脳は、「自分さえよければそれでいい」と考える臓器です。そのために、他の臓器がどれほどの負担を強いられるかなどおかまいなしです。

脳の原始的な欲求を遮断するには、原始的な手段を使うことです。ストレス食いをしてしまう傾向の強い人は、手始めに間食用の食品を家の中に置かないことが一番です。

○自己中心的な脳に振り回されるのをやめる

甘い物を食べ続けると、脳が「依存状態」になる

人間の脳はすばらしい。それは、私たち人類の共通の認識でしょう。人間の脳細胞は1000億個あるとされます。その膨大な脳細胞が複雑で精巧な構成を築き、驚異的なネットワークで、正確な判断能力を即座に発揮します。科学誌には脳の新しい発見が次々に報告され、脳の不思議な力が讃えられています。

しかし、その偉大な脳が人間をおかしくしているとは、誰もいわないのです。**脳は、高度に進化したばかりに、自分の報酬系さえ満足すれば他臓器の健康になど目も向けない**という自分勝手でうぬぼれが強い臓器であるのは、まぎれもない事実です。

前述の女医さんは、「やっぱり、このままでは嫌だ。デブのまま一生を終わりたくない」と再びダイエットに闘志を燃やしました。彼女は、仕事のよくできる人です。しかし、仕事はよくできても、腸は信頼できないようです。彼女は次に、当時流行していた「朝バナナダイエット」に手を出しました。私は、

かわいい弟子を心配し、忠告しました。

「バナナは腸内細菌の大好物であるオリゴ糖を豊富に含む、よい食品だと思うよ。でも、単一の食品だけをとる食事制限は健康を壊す原因にもなりかねないから、やめなさい」

バナナダイエットに夢中だった彼女は、「へぇ〜、そうなんですね。バナナは腸内細菌にいいんですね」と、私の忠告のうち自分に都合のよい部分だけ聞いて、あとは気にもとめませんでした。自信過剰な彼女の脳は、反証があっても受け入れようとしなかったのです。結局、彼女はバナナダイエットを続けられませんでした。「毎朝バナナだけで飽きてしまうし、体が持ちません」と、おやつにショートケーキを食べながら言っていました。

2012年1月、「アメリカン・ジャーナル・オブ・クリニカル・ニュートリション」という専門誌に、脳の報酬系を満足させ過ぎると悪影響を及ぼすというショッキングな実験結果が掲載されています。被験者にアイスクリームを頻繁に食べさせて、fMRI（機能的磁気共鳴画像法）で脳を撮影し、脳内報酬系にどのような影響が出るか調べたのです。

結果、**アイスクリームを食べ過ぎると、脳の報酬系領域反応が低下し、薬物依存と同じく「もっと欲しい、もっと食べたい」という依存症状を引き起こすことがわかりました。**また、報酬系を甘いもので過剰に活性化させると、ドーパミンやセロトニンの分泌異常を来たし、摂食障害を起こすことも明らかにされています。

○甘い物を食べ続けると摂食障害を起こす

ポテトチップスはなぜ「おいしい」のか

私たちが何かを食べて満足するとき、快感を得たとき、もっと食べ続けたいと感じるとき、脳内ではある変化が起こります。ドーパミンという脳内伝達物質が分泌されるのです。

ドーパミンとは「恋愛ホルモン」との異称を持つ脳内伝達物質であり、ドーパミンが大量に分泌されているとき、脳は興奮状態になります。目先の短絡的な快感が重視されるようになるのです。「恋は盲目」ともよくいいますが、恋愛中の人間は、将来の幸福よりも目先の快楽を追い求めるような、ちょっとおかしな状態になっています。

脳が喜ぶ味を口に入れたときにも、脳内は「恋は盲目」の状態になります。ドーパミンが放出され、多幸感が強まり、ハイの状態になるのです。食べたかったものを食べられたとき、または食べられることが期待されるとき、脳内の報酬系を満足させるためにドーパミンは放出されます。

太っている人が好む食品の一つに、ポテトチップスなどのスナック菓子があります。これらのお菓子には、「うまみ調味料」と呼ばれる化学調味料がまぶされています。これも食品添加物の一つです。「うまみ調味料」の特徴は、噛まなくても強烈な多幸感が脳に直行する性質にあります。つまり、「おいしい」という強い感覚を脳に与える作用があり、口に入れただけでドーパミンが放出される即効性があるのです。

あるメーカーでは、スナック菓子にまぶした「うまみ調味料」を従来の2・5倍に増やしたら、売れ行きが爆発的にのびたとも聞いています。その菓子のリピーターになった人たちの脳は、うまみ調味料の快楽を求めて暴走しているのでしょう。

糖分を多く含むチョコレートやアイスクリーム、飴、クッキー、ケーキなどのスイーツ、ジュースなどでも、脳では同じ現象が起こります。脳はブドウ糖が大好きです。これらのお菓子類には、白く精製された砂糖が大量に含まれます。砂糖は、小腸でブドウ糖と果糖に分解されて吸収されると、ブドウ糖は血液中にすばやく浸透します。**砂糖を口に含んで約10秒後には血糖値が跳ね上が**

り、ブドウ糖は即座に脳へ届けられるのです。これにより、脳ではドーパミンが一気に放出されて「快」の感覚が高まるのです。

「おいしい」と感じながら食事をすることは大事です。しかし、うまみ調味料や糖質を多量に含む食品は、脳を依存症にし、体を不健康にすることを覚えておいてください。

○ドーパミンが跳ね上がる食事は不健康のもと

「お菓子」は食べるほどにストレスが増える

お菓子を食べることで、ストレスを解消させようとする人は珍しくありません。

総務省統計局の「家計調査年報」によると、2009年の1世帯当たり家計消費支出月平均額のうち、食料支出額は前年度に比べて2・4%減りました。景気が低迷していた最中、世帯収入が減少して節約志向が進んだ結果とみられています。

ところが、です。菓子類の消費支出額は、前年度から比べて1・9%しか減っておらず、家計支出に占める割合は、食料支出が減少しているにもかかわらず、ここ数年一定の割合を保っています。

私は、このお菓子代の支出には、ストレス社会の一端が垣間見えると考えています。安価でどこでも簡単に手に入るお菓子は、手っ取り早く脳を満足させ、ストレスから解放してくれる「癒し」になります。しかし、それはまやかしの

「癒し」です。**その一袋がますます脳を暴走させ、お菓子への依存を強めてしまうからです。**

イライラしているときや、疲労感を覚えるときに、ポテトチップスや甘いものを食べると安心感を得られるでしょう。脳内の快楽物質であるドーパミンが一気に放出されるからです。けれども、**食べることでストレスを解消することは、かえってストレスを増大させる方法であることを、私たちは知らなければいけません。**

ドーパミンには強い依存性があります。即効性があり簡単に快楽を得られるような方法を覚えてしまうと、ストレスを負うたびに、脳はその方法を求めるようになります。

ところが、ポテトチップスなどのスナック菓子や、チョコレートなどのスイーツには、血糖値を一気に上げてしまう作用があります。糖質を多く含む食品だからです。血糖値が一気に上がれば、インスリンが大量に放出されます。インスリンは、血液中のブドウ糖を筋肉細胞に取り込む働きを持つホルモンです。このホルモンが一気に放出されると、ブドウ糖が体内に一度に吸収され、今度は血糖値を急速に下げてしまうのです。

こうした**低血糖の状態になると、イライラや不安感、疲労感、うつ状態などの精神状態が引き起こされます。**ストレス解消のつもりで食べたお菓子が、ストレスをつくり出すのです。そして再び、脳はポテトチップスやチョコレートを求めるようになります。

この負の連鎖は、どこかで断ち切らなければいけません。脳の暴走を食い止めるには、まずお菓子類をやめることです。

○血糖値の乱高下が脳を暴走させる

「野生の動物」が太らないワケ

人は食べ過ぎれば太ります。人に飼われている動物も、食べ過ぎれば太ります。ときどき、丸々と太ったイヌが、飼い主に連れられて散歩している姿を見ますが、間違いなく食べ過ぎでしょう。一方、**野生の動物は太りません**。食べ過ぎることがないからです。人も動物も、どちらも脳に満腹中枢を持っています。どうして人間は肥満になり、野生動物は太らないのでしょうか。何が食べ過ぎのわかれ道となっているのでしょうか。

「野生の動物はなぜ太らないのか」について研究した興味深い実験があります。大変な空腹の状態にあるサルに、いつもの4倍（400グラム）もの量のふかしイモを与えました。おなかの減っていたサルは、当然ガツガツと食べましたが、いつもの量（100グラム）を食べると、あとはイモに見向きもしなくなりました。ところが、同じサルにハチミツとバターをつけたふかしイモを与えると、400グラム以上も際限なく食べ続けたのです。

動物の食事には、甘かったりしょっぱかったりなどの味つけがありません。自然のままの味でおなかを満たします。**自然のままのものを食べている限り、満腹中枢に狂いが生じることはないのです。**

私の家ではネコを飼っています。私は好奇心からネコの缶詰を食べてみたことがあります。味つけは何もされておらず、ただ生臭いだけでした。だから我が家のネコは、おなかがいっぱいになると食べるのをやめて、それ以上食べなくなるのでしょう。

脳の満腹中枢を狂わせるのは、甘い・しょっぱい・うまみなどの味をつける調味料です。調味料で味を演出された食べ物をとっていると、満腹中枢が攪乱《かくらん》されて、満腹になっても食べ続けることができてしまうのです。

ムリなく痩せるには、味つけから変えてみるのも大事な方法です。素材の味を楽しむつもりで、調味料の使用量を控えてみてください。それだけで、ご自身でもびっくりするほど食べる量が違ってきます。

また薄味に慣れるには、工場で生産されたような既製の食品をなるべく控えることです。ポテトチップスなどのスナック菓子やスイーツには、想像以上に多量の塩分や甘味料が使われています。こうした味に慣れてしまうと、素材の味を楽しむ感覚が失われていきます。

そして、満腹中枢が正常に働かなくなり、「満腹になっても食べ続けたい」という脳の暴走を起こしやすくするのです。

○調味料は脳を狂わせる

「胸焼け」は腸からのSOS

脳は、自分に快楽を与えてくれるものであれば、たとえ体に悪いものであっても、際限なくそれを欲しがります。

しかし、腸は違います。「腸は第二の脳」とよくいいますが、実は、腸は脳よりも賢いのではないかと、私は感じています。

脳は、食べ物が安全かどうか、冷静な判断をできません。「食べたい」という願望にとらわれると、報酬系が満足するまで、「食べろ」「食べろ」と指令を出します。たとえ食中毒菌が混入した食べ物でも、「おいしそう」と脳が感じれば、「食べてもいい」「早く食べたい」などと指令を発し続けます。

一方、腸は食べ物が安全かどうか判断できます。病原菌や有害物質が入ってくれば、激しい拒絶反応を起こすのです。それが、私たちが日頃経験する下痢や嘔吐です。腸は、有害なものが腸から体内に入り込まないよう、下痢や嘔吐で早急に外に出そうと働くのです。そうして、人間の体を中毒にさせないよう守ってくれる賢い臓器なのです。

腸は、体にダメージを与える食品を決して欲しがりません。 ポテトチップスやファストフードにはまる人がいますが、それは脳で判断しているからです。しかし、食べ物の形態を保っているものに対しては、腸は拒絶しきれません。食品添加物や糖質、悪い油など腸を荒らす食べ物を、脳が勝手に送ってくれば、腸は否が応でも対応を迫られてしまいます。

そんなときには、腸はSOSを出して脳に知らせます。消化機能を低下させ、胸焼けを起こします。大腸菌などの悪玉菌優勢の腸であることは、小さくて黒くてくさい大便しか出ないなど、排便異常によって知らせます。同時に、体はどんどん太っていきます。これらは、「腸を汚すものをもう食べないでくれ」という腸からのSOSでもあるのです。

ポテトチップスやファストフードをよく食べる人や、ときどき無性に食べたくなる人は、脳が求めている証です。この依存性を断ち切るには、脳ではなく、腸に問いかけるのです。

「腸は、それを本当に食べたいと思っている？」

「その食べ物は、腸を元気にしてくれる?」

腸は思考する臓器なのです。必ず、腸は正しい判断を下すはずです。腸への問いかけが、脳の暴走を防いでくれます。**腸が喜ぶものを食べていれば、人は絶対に太りませんし、健康な体に若返ります。**意志薄弱な脳に食の判断をまかせてはいけないのです。

○ 体が急に太るのは、腸からのSOS

医者が手術後のオナラを気にする理由

「腸の声に耳を傾ける」

今後の健康法は、ここに集約されていくことになるだろう、と私は考えています。人間のあらゆる健康は、腸から派生するものだからです。

痩せやすい体、太りにくい体をつくるのも、腸です。あなたが脳に従ってものを食べている限り、健康的に痩せることはできません。頭で考えてダイエットをすれば、熱意は途中で尽き、リバウンドが起こるでしょう。**頭で考えている限り、脳の「食べたい」という指令を制止できないからです。**

脳をコントロールできるのは、もう一つの「考える臓器」である腸だけです。

「腸脳相関」という言葉があります。脳は「人体の司令塔」とよくいいますが、腸から脳へも信号は伝達されています。脳と腸は、切り離すことのできない密接な関係にあります。脳で考えたことは腸に、腸で考えたことは脳にダイレクトに伝わるようになっているのです。

つまり、脳と腸、どちらを主体にものごとを考え、人体をコントロールするのか、私たちは自分の意志で自由に選ぶことができます。健康で太りにくい体を築くには、腸に主導権を持たせるべきです。それには、いつでも腸に問いかける習慣を持つことです。

全身麻酔をかけた手術のあと、医師が最も重要視するのは腸の動きです。手術の経験がある方はおわかりでしょう。麻酔から覚めた患者に対し、医師がまず聴診器で調べるのは腸の動きです。腸が動いていれば、医師は一息つきます。腸閉塞は、放置すれば死に至る病気です。腸が動かなくなると、人間は生きていられないのです。

反対に、脳が死んでも、腸が元気ならば人は生き続けます。腸は脳から独立して働き続けることができるからです。

これはすなわち、生命の維持においては、脳より腸のほうがはるかに重要であることを示しています。

今、アレルギー性疾患や自己免疫疾患、がんなど、病名はわかるのに治らない病気が増えています。私は、脳の誤った判断に腸を無理やり従わせていることとが、腸の機能を低下させ、免疫の誤作動を起こし、現代にさまざまな病気を蔓延《まんえん》させる元凶になっているのではないか、と考えています。健康を保つためには、腸の声に耳を傾け、腸に判断を委ねるべきなのです。

○アレルギーや免疫疾患も、脳が腸をないがしろにした結果

「心の健康」も腸内細菌が握っている

腸が健康の鍵を握っているのは、体だけではありません。実は、心の健康も腸が築いていることをご存じでしょうか。

「心はどこにあるのか」とは、よく議論されるテーマの一つです。ある人は脳だといい、ある人は心臓だといいます。なかには、「全身にある」という人もいます。私は、腸にあると考えています。腸が、人の幸福感を築き、精神状態を左右しているからです。

人が幸福感を覚えるとき、脳内ではセロトニンとドーパミンという「幸せ物質」が分泌されています。セロトニンは、人の精神面に大きな影響を与える物質で、心のバランスを整える作用があります。人が幸福を感じるのも、セロトニンの作用のおかげです。セロトニンが不足すると、うつ病や不眠症などを起こすことがわかっています。

ドーパミンは「快」の感情をつくる脳内伝達物質であることはお話ししまし

た。他にも、意欲をつかさどり、運動調節や学習にもかかわっています。ドーパミンが正常に分泌されていると、人は何ごとにも意欲的で明るい精神状態が保たれます。おいしいものを食べると笑顔になったり、恋をすると明るくなったりするのも、ドーパミンのおかげです。

人生を楽しみ、心から笑い、積極的に行動する前向きな精神は、幸せ物質がつくり出すものです。セロトニン、ドーパミンが正しく分泌されていれば、幸せの感受性は高くなります。毎日の生活から「よかったこと」「楽しかったこと」を見つけ出し、幸福感を実感できる人は、幸せ物質が正常に分泌されていると考えられるでしょう。反対に、イライラや不満、不安などを感じやすい人は、幸せ物質が正しく分泌できていないと考えられます。

幸せ物質の材料となるのは、肉や魚、卵、大豆、乳製品など、タンパク質の豊富な食べ物です。幸福感を高めるためには、タンパク質をとる必要があります。しかし、それだけではだめなのです。

タンパク質を材料として、幸せ物質の前駆体を合成するには、腸内細菌の働きが不可欠です。腸内細菌がいなければ、幸せ物質はつくられないのです。腸内細菌がバランスよく増えているときに、幸せ物質の前駆体が腸で正しく分泌され、脳へ送られます。すると、脳では幸せ物質をきちんと分泌できるのです。私が「心の健康は腸が握っている」と断言する理由の一つは、腸内細菌のこうした働きがあるからです。

○腸内細菌のバランスが整っていないと幸福感は得られない

ビタミンはサプリで補っても意味がない

タンパク質が幸せ物質の材料となることはお話ししました。タンパク質から幸せ物質の前駆体が合成されるまでには、ビタミンの作用が必要です。

現代人はビタミン不足だといわれます。**ビタミンは、健康と若さを保つために不可欠な栄養素です。**だからこそ、たくさんの人がビタミン剤を常用しているのでしょう。しかし、どんなに高額なサプリメントを飲んでいても、腸内細菌がバランスよく豊富に存在しなければ、ムダになりかねません。

動物はもともとビタミンBやCを、食物からとらなくても自分の体内でつくり出すことができました。しかし、人は進化の過程で、それができなくなりました。果物や野菜などを豊富に食べられる環境にあったため、体内で合成する必要がなくなったのでしょう。

ただし、ビタミンを含む食べ物をとっていても、体がそれをすぐさま使えるわけではありません。食べ物からビタミンを合成してくれているのは、これまた腸内細菌です。だから、腸内細菌が少なかったり、腸内環境が乱れていたりすると、ビタミンの合成力は落ちます。**サプリメントでビタミン類をとっても、腸内細菌を増やす努力をしていなければムダになってしまう**のは、そのためなのです。

東北大学の木村修一教授は、腸内細菌によるビタミンB群の合成は、腸内細菌のエサである食物繊維の添加によって、大幅に増強されることを研究しています。**ビタミンは食べ物から吸収するよりも、腸内細菌によるビタミン合成のほうが重要**ということです。

多くのビタミンが、脳内伝達物質の合成にかかわっています。幸せ物質と呼ばれるセロトニンやドーパミンは、タンパク質の分解産物であるトリプトファンとフェニルアラニンによって腸内で合成されます。

タンパク質の分解にはビタミンCが必要です。トリプトファンやフェニルアラニンからセロトニンやドーパミンの前駆体を合成するには、葉酸やナイアシン、ビタミンB_6などのビタミン類が不可欠です。これらのビタミン類をつくっているのが、腸内細菌です。腸内細菌がいるからこそ、幸せ物質の前駆体は合成されるのです。そして、前駆体という小さな粒子を脳に送っているのも、腸内細菌です。腸内細菌が減ると精神状態が乱れるのは、幸せ物質がうまく分泌できなくなるからなのです。

○腸を整えなければどんなサプリも効かない

毎日バナナ2本分以上の便が出ているか？

毎日の大便を見れば、体調だけでなく、腸内環境の状態も、精神状態もわかります。排便したら、水で流す前に必ず「大きさ」「硬さ」「色」「におい」を確かめましょう。

「大便は食べ物を消化しきれなかったカス」と、長い間いわれてきましたが、実際は大便の大半は水分です。では、固形部分は何かといえば、半分は腸壁にいて栄養素を吸収して全身に運ぶ「腸細胞」とその死骸です。腸細胞の数は、腸内細菌に匹敵するほど多く、腸粘膜にびっしりと存在し、栄養素を腸から体内に取り込む働きをしています。また、腸内細菌とその死骸も、大便の固形部分の半分弱を占めます。食べ物の残りカスは、大便全体のわずか15％程度に過ぎません。

腸の粘膜細胞と腸内細菌は、絶えず「生まれては死に」を繰り返しています。

つまり、**大便が大きいということは、腸細胞と腸内細菌が「生まれては死に」**

を活発に行なっていて、腸が健全に動いていることを表します。腸内細菌の数が多く、腸内バランスが整っていれば、生活習慣病になることもなく、善玉菌優勢の状態を維持できれば、太っている人は痩せていきます。幸せ物質の分泌量も豊かになり、幸せの感受性は高まるでしょう。**理想の大きさは200〜300グラム、通常サイズのバナナ2〜3本分です。**

硬さも重要です。練り歯磨きから紙粘土くらいが、理想の硬さです。コロコロ・ゴロゴロした硬い大便は、便秘の状態を表します。大便が長く滞留していたために悪玉菌が大繁殖し、腸内細菌の「生まれては死に」がうまくいっていない状態です。太りやすく、生活習慣病になりやすい便です。幸せ物質の合成力も弱まっていますので、とてもイライラしやすい状態です。

反対に、ドロドロ・ビチャビチャの下痢便も、腸内細菌の「生まれては死に」がうまくいっておらず、全体数が減っています。においがきつければ悪玉菌が多く、においが少なければ腸の働きが悪くなっている現れです。主な原因は、ストレスです。

「色」は、黄土色から赤茶色が理想で、黒っぽくなるほど悪玉菌が多いことを

表します。白っぽい色や赤っぽい色の場合は、重篤な病が隠れている可能性があるので、すぐに病院に行きましょう。大便とはもともと臭いものですが、ツンとくる臭さ、他人に不快感を与えるほどの臭さがある場合にも、腸内が悪玉菌優勢になっているといえます。

○ 大便が多いのは腸が健康な証拠

水は「喉が渇いてから飲む」では遅い

大きくてよい大便をするために、もう一つ重要なものがあります。水です。大便の大半は水でできています。人間の体も、大半は水です。成人では約60%、新生児ではなんと約80%が水でできています。また、水には鎮静作用がありま す。**ゆっくり一口ずつ飲むことで脳の暴走を止めることもできるほどの力を、水は持っています。**

日本人は健康への関心は世界一高いのに、体の約60%を占める水については無関心な人が目立ちます。体内をめぐる水は、たえず古いものから新しいものへと入れ替わっています。**どんな性質の水を体に入れ、どんな飲み方をするかで、体調は驚くほど違ってくる**のです。健康を意識するならば、水とその飲み方に意識を向けるべきでしょう。

体内で水は、血液やリンパ液として循環しながら、栄養物や酸素を運び、老廃物の排泄をし、体温や体内の浸透圧を一定に保ってくれています。血圧や血糖値の恒常性を保とうと働き、体内機能を調節し、細胞間の乱れなども整えてくれています。水は体中をかけめぐり、いっときも止まることなく、体全体を正常に動かすために働いているのです。

その貴重な水が、**1日約2・5リットルも体内から排泄されています。**尿や大便から1・6リットル、呼気から0・6リットル、皮膚から蒸発している水が0・3リットルです。失われた水分は、ただちに補わなければなりません。この2・5リットルを補うために、私たちは日々水分を摂取しているわけです。食べ物に含まれている水分が0・7リットル、タンパク質や炭水化物、脂肪などが燃焼してできる水分が0・3リットルです。残りの1・5リットルが飲み水です。

人の体は、水分不足にとても弱くできています。わずか10％の水を失うと、重度の脱水症となり、20％を失うと命を落とします。**「喉が渇いた」と感じた時点では、すでに軽い脱水症が起こっています。**ですから、水は喉が渇く前に補給するべきなのです。

私は、**毎日1～1・5リットルの水を飲むことをおすすめしています。**ただし、これはあくまでも目安です。体の大きい人や汗をよくかく人、体を使う仕事をしている人、ストレスの大きい人は、1日2～2・5リットルの水を飲むよう心がけるとよいでしょう。

「一切《いっさい》衆生《しゅじょう》悉《しっ》水《すい》現成《げんじょう》」道元禅師は「すべての存在は水そのものだ」といっています。私たちの命は、水そのもの。水に支えられて、今日も生きているのです。

○毎日どのように水を飲むかが健康を左右する

ミネラルウォーターはラベルを確認する

私たちの体を構成する細胞は、1万年前の祖先と変わりがありません。つまり、最も健康を維持しやすい環境は、1万年前のような自然とともに生きることです。しかし、現代社会でそれを実現しようとするのは、よほどの決意がない限り不可能です。

ならば、1万年前の祖先が口にしてきた、細胞が喜ぶ水を体に送り込んであげましょう。また、細胞が喜ぶ水は、腸内細菌が元気になる水でもあります。

細胞が喜ぶ水の最低条件は、人の手を加えていない生水であることです。殺菌や有害物質を取り除くために、塩素などの薬品を入れたり、加熱したり、蒸溜したり、ミネラルなどいっさいの不純物をろ過して純水にしたり、そうした**不自然なことを行なうと、細胞を元気にする生理活性が失われてしまいます。**

生理活性のある生水とは、殺菌や有害物質の除去などをせずとも、安心して飲めるほどクリーンな自然のままの水のことです。一般名でいえばミネラルウォーターです。

ただし、この名称にも注意が必要です。日本では、加熱殺菌、ろ過、沈殿、原水の混合、ミネラル分の調整、ばっ気（空気を溶けこませること）などの処理をした水も、ミネラルウォーターと名乗ってよいことになっています。しかも、ミネラルの含有量の規定がないため、ミネラル成分がほとんど入っていない水も、ミネラルウォーターの名で売り出されています。飲んではいけないとはいいませんが、人の手を不自然に加えた水に、細胞レベルから元気になる生理活性は、残念ながらありません。

日本の水の中から生理活性のあるものを探すには、**ラベルに「ボトルドウォーター」と書いていないこと、「非加熱」と書いてあることは、最低限チェックしてください。**

一方、水の健康作用に関心の高いヨーロッパでは、ミネラルウォーターを名乗れるのは、特定水源より採水された地下水で、殺菌など人の手を加えることが一切禁じられた水だけです。**熱処理やろ過など人の手を加えたものは、「プロセスドウォーター」という別の名前で呼ばれます。**ヨーロッパでは天然のままの水が厳重に守られているため、殺菌処理や有害物質の除去などをしなくても、生水を安心して飲めるのです。ですから、ヨーロッパの水の場合、非加熱と記載されていなくても、プロセスドウォーターと書かれていなければ、安心して飲める、生理活性の高い水だと考えられます。

○「生理活性のある生水」を飲むこと

健康によいのはカルシウムとサルフェートを含む硬水

天然水の持つ健康作用は、水に含まれるミネラルにあります。ラベルを見て、**カルシウム**、**マグネシウム**、**カリウム**、**ナトリウム**などのミネラルがバランスよく入っている水を選ぶとよいでしょう。**天然のミネラルをバランスよく含むのは、鉱泉水か鉱水、温泉水**です。これらの水は磁鉄鉱《じてっこう》や石灰岩などを含む厚い岩盤を通り抜けて、数十年かけて地底に湧き出した水です。岩盤という天然のろ過装置を長期間かけて通って出てきているため、細菌や有害物質などは含まず、天然のミネラルをバランスよく含有するという特徴があります。

また、アルカリ性であることも重要なポイントです。アルカリ性の鉱泉水や鉱水、温泉水には、活性酸素の毒性を抑える作用があり、長寿の水、若返りの水となります。

ちなみに、**水に含まれるミネラルの中で、長寿に最も役立つのは、カルシウ**

ムです。天然水のカルシウムは、イオン化されていて粒子が細かく、体内へほぼ100％吸収されます。そのカルシウムは、骨や歯を形成するだけでなく、動脈硬化や脳卒中、心筋梗塞を予防する作用があります。また、イライラや不安などの精神の乱れを解消し、腸管の動きをよくする働きもあります。

マグネシウムの働きも重要です。マグネシウムには体内のすみずみまで水分をいきわたらせ、新陳代謝を活発にする働きがあります。便を柔らかくする整腸効果もあるので、便秘の人はなおのこと、マグネシウムの含有量の多い天然水を選ぶとよいでしょう。

もう一つ、**長寿の水となる天然水のポイントを紹介するならば、サルフェート（硫酸塩）を含むこと**です。サルフェートには高い利尿作用があり、老廃物などの有害物質を体外に排出する力に長けています。細胞を活性化する力もあり、痩身効果も期待できます。

肥満の人におすすめなのは、アルカリ性の超硬水です。天然水は、ミネラルの含有量が120ミリグラム／1リットル未満を軟水、それ以上を硬水、180ミリグラム／1リットル以上を超硬水と分類されます。肥満の改善をめざすならば、硬度のさらに高い1000ミリグラム／1リットルのアルカリ性の水を食事前に1杯飲むことをおすすめします。

理想のミネラルバランスは、カルシウム2：マグネシウム1です。ただし、硬度の高い水は、内臓にかける負担が大きいため、**腎臓の悪い人と就寝前と就寝中は飲んではいけません。**胃腸が弱っている人は、硬度の低い水からだんだん慣らしていくとよいでしょう。

○鉱泉水・鉱水・温泉水はミネラルの多い長寿の水

朝・昼・夜で飲み水を変える

適正体重まで脂肪を落とすための、長寿の水の選び方を知っていただいたら、次は天然水の飲み方にもこだわってみてください。

まず、朝起きたらすぐにコップ1杯の水を飲みます。**目覚めの1杯に最適なのは、ミネラルバランスのよい軟水です。**軟水でも、鉱泉水・鉱水・温泉水ならば、ほどよくミネラルを含みます。便秘でお通じがよくない人は硬水をキリリと冷やして飲むとよいでしょう。腸を刺激してくれるので、便意を感じやすくなります。

日中は、体質改善を目的に水を選びます。**肥満解消ならば超硬水、動脈硬化や高血圧の改善には硬水、慢性疲労や冷え性、肩こりの改善には硬度の高い炭酸水、イライラして心を落ち着かせたいときにも硬度が高めの炭酸水、頭がボーッとするときには水素水や炭酸水、むくみの改善には硬度100〜300ミリグラム／1リットル程度の天然水などです。**

体質改善のためには、アルカリ性の水を選んでください。健康な人の体液は、弱アルカリ性です。しかし、加齢や疲労などによって酸性に傾きやすくなります。体内が酸性になると新陳代謝が滞り、中性脂肪や糖の分解も悪くなります。ふだんからアルカリ性の天然水を飲んでおくと、体内環境が整いやすく、糖尿病やがんなどの予防にも役立ちます。

そうした体質に適したアルカリ性の水を、日中は、喉の渇きを感じる前にコップ半杯～1杯ずつ1リットルほど飲みます。汗をかいた日や体の大きい人は、もう少し多めに飲んでおくとよいでしょう。

水は決してガブ飲みしてはいけません。一気に大量の水を飲むと、体の細胞を潤すどころか、水浸しにしてしまい、体がむくんでしまいます。この状態を水中毒と呼びます。水中毒になっては、健康に逆効果です。細胞にゆっくり水をあげるつもりで、少量の水をチビリチビリと飲み続けることが、体質改善には不可欠です。

夜寝る前や就寝中にトイレに起きた際には、内臓に負担をかけないアルカリ性の軟水を飲みます。これが命を守る「宝水」となります。

就寝中に汗や呼気によって失われる水分量は、0・5〜1リットルにもなります。これほどの水分が失われれば、体はカラカラ、血液はドロドロです。血管も詰まりやすくなります。「夜中にトイレに起きるのが面倒」という人は少なくありませんが、脳梗塞や心筋梗塞で倒れるほうが、もっと困るでしょう。

○ガブ飲みによる水中毒に注意する

“脳の暴走”を食い止める5カ条

1条	「ストレスがたまっている」と感じるときほど食べない。
2条	甘い物・スナック菓子が脳を依存症にしていることを知る。
3条	濃い味は満腹中枢を狂わせる、素材の味を楽しむ習慣を持つ。
4条	脳の声は聞かない。腸の声に耳を傾ける。
5条	体調に適した天然の生水を1日1リットル以上飲む。

第4章

家畜化現象から抜け出そう!

血糖値を抑えれば人は痩せる

イヌとオオカミの違いはエサにあった

「欧米人は狩猟民族で、日本人は農耕民族。だから日本人の体にはお米が不可欠で、肉はさほど必要としていない」

と、よくいわれます。しかし、本当はそうではないようです。

人類は、700万年あまり前に独特の進化を始めたと考えられています。ヨーロッパで農耕や牧畜が始まったのはおよそ9000年前、日本で農耕が始まったのは縄文後期、今から2500〜2400年前のことでした。本格的な農耕社会が始まったのは弥生時代、約2400〜1700年前のことだったのです。

したがって、人類の進化の歴史を見れば、日本人はわずかな期間しか、農耕民族としては生きていません。農耕生活をする以前のはるかなる歳月を、日本人の先祖はもっぱら野生動物や植物を狩猟採集して食べる狩猟民族として生きていたのです。つまり、**日本人は本質的に、今でも肉や魚などのタンパク質を**

好む体にあるということです。

イヌはオオカミが家畜化した動物であることは、誰もが知っていることです。２０１３年４月の科学雑誌「ネイチャー」に「イヌが家畜化した最大の理由は、デンプンを消化吸収するための遺伝子が出現したことだ」という研究内容が発表されました。**イヌと肉食性のオオカミの差は、デンプンを消化する遺伝子を持っているかどうか**だというのです。デンプンとは炭水化物の一種であり、炭水化物は、ブドウ糖などの単糖類が結合して構成されている栄養素のことです。炭水化物は、米や小麦粉、トウモロコシ、イモ類、カボチャ、豆類などに豊富に含まれます。

私は、イヌと同じ現象が人間にも起こっていると考えています。日本人は本来狩猟民族でしたが、新たに農耕民族となりました。結果、タンパク質の摂取量が極端に減り、代わりに炭水化物を多くとるようになりました。これにより、炭水化物を消化する能力が増したのです。私にはそれはちょうど、オオカミがイヌに変化し、文明に飼い慣らされて社会に従順にしている姿に重なって見えるのです。

脳はブドウ糖の摂取をことのほか喜び、ブドウ糖を求めて暴走します。暴走する脳に求められるまま炭水化物を摂取する人類の姿は、「**人類の家畜化現象**」と呼べるのではないでしょうか。

○日本人も本来狩猟民族で肉食だった

文明という見えないオリに閉じ込められて

動物園のオリの中で、クマがグルグル回り続ける姿を見たことがあるでしょうか。「常同症」と呼ばれるもので、落ち込みや不安の証と見なされています。動物園での飼育は、野生より生活条件が整っています。それにもかかわらず、**動物園の動物は早死にします**。オリに囲まれている生活は、安全で快適であったとしても、身体的にも心理的にも負担が大きいのです。

たとえば野生のアフリカゾウの平均寿命は36歳ですが、動物園生まれのゾウは17歳と極端に短くなっています。動物園が動物の生活空間をどんなに自然環境に近づけても、オリの中では動物が野生で経験するような刺激や、本能を発揮するような機会をつくることはできません。

日本人の生活は農耕によって激変しました。定住生活になり、貧富の差ができ、支配階級と被支配階級ができました。時間的にも経済的にも余裕のある支配階級者は、より便利で快適な社会をつくりあげました。人間が動物に物質的な豊かさと快適さを提供しているように、文明社会も、私たち人間に物質的な豊かさと快適さを与えてくれています。

コロンビア大学ビジネススクールのシーナ・アイエンガー教授はこんなたとえ話をしています。

「これ以上ないというほど贅沢《ぜいたく》なホテルを想像してほしい。朝昼晩と豪華な食事が用意されている。昼間はプールサイドのラウンジで過ごしてもよし、美容施術を受けるもよし、娯楽室で遊びに興じるもよし、夜にはキングサイズのベッドで羽根枕と織り密度の高い柔らかなシーツにくるまれて眠りをむさぼる。にこやかなスタッフがいつも控えていて、どんな要望にも喜んで応えてくれる。そのうえ、ホテルでは最先端の医療サービスが受けられる。そしてなんといっても最高なのは無料だということだ。だが一つだけ条件がある。チェックインしたが最後、永久に出られない」

アイエンガー教授は、飼育環境を快適にした動物園の建設と閉じ込められた動物のたとえとしてこの話を用意したようですが、これをご自身の話として考えると、どう感じますか。どんなに恵まれた環境であっても、そこに生涯とどまりたいとは思わないものです。

人間の本能を呼び覚ますような生活ができなければ、それはストレスとなって精神を追い詰めることを、私たちは本能的に知っているからです。

○快適イコール健康ではない

「介護のいらない体になりたい」

暴走する脳が炭水化物を求め、炭水化物の常食が人間の家畜化現象を引き起こしています。農耕によって発展してきた文明社会は、私たちに快適で飽食の生活をもたらしました。しかし、精神的な負担の重さと体重の重さに悩まされる人が激増しているのも事実です。

もちろん、私たちは動物園の動物とは違います。

日本は世界最高の長寿国です。短命ではありません。現在、5万人もの人が百寿者と認定されています。これは、国民皆保険と医学の発展がもたらしてくれた、日本人の誇りでしょう。ただし、その裏では**百寿者の100倍以上にあたる約500万人以上もの人が、介護生活を送っています。**

「介護のいらない体になりたい」。これは、現代日本人に共通する最大の願いではないでしょうか。介護される者のつらさ、介護する者の苦労、介護の担い手になってくれる人のいない不安、そうした不幸な状況を見聞きする中で、

「介護」という言葉は、日本人の心に大きな怯えを植えつけています。だからこそ、多くの人が妄信的に「健康」を追い求め、そこにビジネスチャンスを感じる人たちが、たえず新たな健康商材を売り出すのでしょう。

しかし、「介護のいらない体になる」とは、とても簡単なことなのです。最大の方法は、**あなたの中の野生性を目覚めさせることです**。私たちの体を構成する細胞は、１万年前と同じです。裸でジャングルや草原を走り回り、食料を求めて厳しい生活を強いられていたときから変わっていません。私たちは、狩猟時代の細胞で生きているのです。文明社会の中で、自分の野生性を取り戻すには、毎日口に入れる飲食物から変えていくことです。

まずは、家畜化現象から抜け出しましょう。その一歩が、**あなたを家畜化に導く炭水化物を多く含む食べ物を避けることです**。そうして脳の暴走を食い止め、腸主導の食生活を取り戻しましょう。米や小麦、トウモロコシ、イモ類などを使った食品は、安価で手軽です。**ファストフードやレトルト食品、コンビニ食など、安価で手軽な食品は、ほとんどが炭水化物を主体につくられています**。蓋を開けて電子レンジでチンするだけ、お湯を注ぐだけ、という食品は、まるで文明に飼い慣らされる人間のためのエサのようです。

「介護のいらない体」になる第一の条件は、文明社会がくれる簡便なエサを嫌い、生きた動植物からつくられた食事を、感謝して大事にいただくことです。

○文明社会の「エサ」は食べない

炭水化物は脳細胞を傷つけ「食欲を暴走させる」

脳は、炭水化物などの糖質が大好きで、それを求めて暴走しやすい器官であることは述べました。脳の要求に従い、炭水化物をたくさん食べていると、腸では困ったことが起こります。

小腸の栄養源は、昆布やチーズ、緑茶、シイタケ、トマト、魚介類などに含まれるグルタミン酸です。大腸の栄養源は、水溶性の食物繊維を使って腸内細菌がつくり出す短鎖脂肪酸という栄養素です。小腸も大腸も、炭水化物を必要としていないのです。

それにもかかわらず、炭水化物が大量に入ってくると、腸は自分の栄養源とはならない炭水化物を糖に分解し、消化吸収のために働かなければなりません。そのダメージは大きく、腸は疲弊するのです。

炭水化物を多く含むのは、ご飯、パン、うどん、パスタ、ソバなどの主食となる食べ物の他、小麦や砂糖、米などでつくった菓子類です。**とくによくない**

のは、腸内細菌の大好物である食物繊維をそぎ落とし、白く精製された炭水化物です。白米やパン、うどん、菓子類などを食べ過ぎると、胸焼けがして、胃酸が込みあげてくることがあるでしょう。腸が消化吸収に疲れ、悲鳴をあげている証です。

腸が疲れれば、そこに棲む腸内細菌も正常に働けなくなります。腸内バランスのほんのわずかな乱れは、腸内をたちまち悪玉菌優勢にしてしまいます。悪玉菌優勢の腸が人を太らせることは、第1章で述べました。

炭水化物が人を太らせる理由はまだあります。糖質を豊富に含む炭水化物をとると、血中のブドウ糖の量が増えます。血糖値が上がると、ブドウ糖を筋肉細胞に取り込むのに必要なインスリンが大量に放出されます。筋肉細胞に吸収されたブドウ糖は、体を動かすエネルギー源となります。ところが、**血糖量が多過ぎると、体はブドウ糖を使い切れず、中性脂肪となって白色脂肪細胞に溜め込んでしまう**のです。

また、近年、「糖質をとり過ぎると、食欲をコントロールする脳細胞が傷つく」という研究結果が報告されています。この研究を行なったのは、オーストラリアのモナッシュ大学の神経内分泌学者ゼーン・アンドリュース博士です。博士は**食欲をコントロールする脳細胞は年齢とともに劣化する**傾向にあり、それが肥満の原因だと語っています。この現象は炭水化物と砂糖の豊富な食事ほど顕著だということです。つまり、**炭水化物と砂糖を多くとることによって脳細胞が傷つき、食欲をコントロールできなくなってしまう**のです。

○白く精製された炭水化物を避ける

若い人が完全な糖質制限食をやってはいけない理由

近年、糖質制限食に注目が集まっています。賛成派、反対派、意見が入り乱れ、判断に迷われている方も少なくないでしょう。私は、賛成であり反対です。人によって効果と弊害の度合いが違ってくるからです。その境目となるのが、50歳という年齢です。

私たちの体は、**個人差はありますが、50歳を境に体質が大きく変わります。**その変化は、第2章でもご説明したとおり、性ホルモンの分泌量の減少が起こすものです。男女とも、性ホルモンの減少は更年期障害を起こし、気力の減退や体調悪化などの症状が現れます。

性ホルモンの減少は、人の出産機能が失われたことを意味します。地球上の生物は、出産機能がなくなると死ぬ運命にあります。魚も産卵すれば死ぬし、チンパンジーも生理がなくなると命がつきます。出産機能がなくなったのちも生き続けるのは人間だけです。

これはなぜでしょうか。馬も牛も、誕生したらすぐに立ち上がり、歩き出します。ところが人間の赤ちゃんは、歩き出すまでに約1年間もかかります。一人の子が自立するまで、時間も手間も気が遠くなるほど費やされます。人間が、子どもを産む機能がなくなったのちも50年以上生きるのは、おじいちゃんおばあちゃんが孫育てに必要不可欠な担い手だからでしょう。孫を育てるという本能が、私たちの生命機構に植えつけられているのです。

人の細胞は、**「解糖エンジン」**と**「ミトコンドリアエンジン」**という二つのエネルギー生成系を持っています。年齢に関係なくどちらのエンジンも作動しているのですが、年齢によって主体となるエンジンは切り替えていかなければなりません。それがだいたい50歳という年齢なのです。

「解糖エンジン」は子作りのエンジンであり、極めて原始的なエンジンです。炭水化物などの糖質を燃料として、瞬間的にエネルギーをつくり出す力に長けていますが、燃費が悪く、エネルギーをつくり出すために、大量の糖質を必要とします。若く活動的なときには、瞬発力に長けた「解糖エンジン」がよく働きます。**若い頃は、少々食べ過ぎても太らないのは、「解糖エンジン」が主体となって体を動かしているからです。**

「解糖エンジン」は、低酸素・低体温の環境でよく作動します。精子を増やすのに「金冷法」(睾丸を冷やす健康法)がよいのは、精子が解糖エンジンでつくられているためです。

よって、繁殖能力が備わっている若い世代の人が、厳密な糖質制限食を行なうのは危険です。**エネルギーをつくり出せず、体を壊す原因になる**のです。

○ 50歳以下の人は、ほどほどの糖質が必要

ミトコンドリアと長寿遺伝子の深い関係

人によって多少の違いはありますが、50歳前後から、主体となるエネルギー生成系は「解糖エンジン」から「ミトコンドリアエンジン」へと入れ替わります。

ミトコンドリアとは、私たちの細胞一つひとつに存在するエネルギーの生産工場です。非常に小さな粒子ですが、一つの細胞にはだいたい１００個から３０００個ものミトコンドリアがあり、総重量は体重の10％を占めます。60キロの人ならば、約６キロものミトコンドリアを持っていることになります。

ミトコンドリアの重要な働きは、食事で得た栄養素から電子を取り出し、肺から送り込まれる酸素と反応させて、体で使えるエネルギーをつくり出すことです。「ミトコンドリアエンジン」の働きはとても精密であり、酸素を燃焼させて、長時間継続して膨大なエネルギーを生成する持続力に長けています。「解糖エンジン」のような瞬発力はないけれども、効率よく持続的にエネルギーを生成できるというわけです。

ミトコンドリア系がメインエンジンへと切り替わる50歳を過ぎたら、**エネルギーの生成に最も重要となるのは酸素**です。「ミトコンドリアエンジン」は、高酸素・高体温の環境でよく動きます。1日に数回深呼吸をして体いっぱいに酸素を吸い込み、体を冷やさないようにすることが、体をより活動的にする秘訣です。

もちろん、「解糖エンジン」がいっさい止まるわけではありません。「ミトコンドリアエンジン」は起動に時間がかかるため、起動時には瞬発的に動く「解糖エンジン」の力が必要です。それでも、50歳を過ぎたら、毎回の食事でとるほどの糖質は必要としません。

しかも、ミトコンドリア系がメインエンジンになったのち、糖質の摂取を控えておくと、ミトコンドリアは体内の脂肪などを使ってエネルギーをつくり出します。**糖質が入ってこなければ、ミトコンドリアは脂肪を燃焼させる**のです。

これによって体重が減ります。それとともに、長寿遺伝子「サーチュイン」が働き出します。サーチュインはミトコンドリアの合成に必要な遺伝子を活性化する働きがあります。そのため、サーチュインが目覚めると、新しいミトコンドリアがどんどんつくられます。この新しいミトコンドリアは、誤作動を起こしにくい「高効率のミトコンドリア」です。

サーチュインをオンにすると、体重が減って長寿になるのは、ミトコンドリアの働きとも深く関係しているのです。

50歳を過ぎたら糖質を控えたほうがよい

脳の唯一の栄養源は「ブドウ糖」ではない

「ミトコンドリアエンジン」は、高度な機能を持っているぶん、誤作動を起こしやすいという弱点を持っています。酸素を使ってエネルギーを生み出す際、電子のリーク（漏電）と呼ばれる現象を起こします。これによって、「フリーラジカル」という活性酸素が出てくるのです。

「活性酸素は毒性の強い物質」であることはお話ししました。その毒性とは、細胞内部のあらゆる物質と見境なく反応してしまい、生命の働きに深刻なダメージを引き起こすことです。**腸が活性酸素にさらされれば、消化機能や免疫機能の低下は防げません。**腸内細菌も強いダメージを負うことになります。

「老化とはサビること」といわれます。サビとは酸化です。細胞の酸化は、活性酸素が起こすものです。活性酸素は、遺伝情報をになうＤＮＡやタンパク質を攻撃し、傷つけます。傷が蓄積すると、細胞の機能が低下し、体の機能が低下します。「物忘れが多くなった」「肌のシミやシワが増えた」「白髪が増えた」

「視力が弱くなった」などの老化現象は、それに関与している細胞がサビついてきている証です。

活性酸素の害を減らすために第一に必要なのは、「ミトコンドリアエンジン」に誤作動を起こさせないことです。50歳を過ぎても糖質を必要以上にとっていると、「解糖エンジン」が活発に動き出します。メインエンジンが切り替わったはずなのに「解糖エンジン」が活性化すると、その働きに邪魔をされ、「ミトコンドリアエンジン」が自分の正当な仕事ができなくなって、大量の活性酸素を出してしまうのです。

「ミトコンドリア病」という病気があります。ミトコンドリアの機能が低下して、細胞がエネルギーを産生できなくなり、いろいろな症状が現れる病気です。ミトコンドリアの機能が体のどの細胞で低下するかによって、病名は違ってきます。最近、注目されているのが、アルツハイマー病やパーキンソン病など、**脳の病気に対してミトコンドリアが関与しているという事実です。**

「ブドウ糖は脳の唯一の栄養源」とよくいわれますが、これは誤りです。脳細胞など持続的に動き続けなければならない細胞は、年齢に関係なく主に「ミトコンドリアエンジン」によってエネルギーを生成しています。50歳を過ぎた人が糖質を控えることは、エンジンの誤作動を防ぎ、脳細胞を活性化させ、脳の老化を防ぐことにつながります。

○糖質を控えると、脳の老化を防げる！

糖質が引き起こす「スローミイラ現象」

近年、「糖化」という現象が、肌の老化や骨粗しょう症、心筋梗塞、アルツハイマー病などを促進させていることがわかってきました。血液中のブドウ糖量が過剰になると、ＡＧＥ（終末糖化産物）という悪玉物質がつくられることが明らかになり、注目を集めています。**ＡＧＥも、体の老化を早める元凶となります。**

私たちの体は、ほとんどがタンパク質でできています。このタンパク質に糖が結びついて反応し、さらに糖にさらされ続ける期間が長くなると、本来のタンパク質とは似ても似つかない「**糖とタンパク質の化合物**」ができます。これがＡＧＥです。

ＡＧＥにまで反応が進んでしまうと、もとのきれいなタンパク質の姿とはまったくの別物になります。しかも、本来のタンパク質としての働きも失われてしまうのです。

問題はそれだけではありません。ＡＧＥはタンパク質に砂糖をまぶしてベトベトになった状態です。血管や組織にベッタリと沈着し、体内に長期間とどまって、糖尿病やがんなどのさまざまな病気を引き起こすのです。

体内に糖が多ければ、それだけＡＧＥがつくられやすいことになります。血糖値の指標に「ヘモグロビンＡ１ｃ」というものがあります。これは血液中のタンパク質であるヘモグロビンが糖にくっついてできる物質で、ヘモグロビンがＡＧＥ化する前の段階です。血液検査をすると、数値が出てきますので、数値を一度確認しておくとよいでしょう。

「スローミイラ現象」という言葉を聞いたことがあるでしょうか。過剰な糖分の摂取により、細胞のＡＧＥ化が進みます。その結果、皮膚がたるみ、神経もおかされて、だんだんミイラのように年老いていく現象のことをいいます。糖がジワジワと人体から若さを奪うのです。

なお、ＡＧＥは、これをたくさん含むものを食べることで、体外からも取り込まれます。タンパク質をつくっている最小成分のアミノ酸と糖質を一緒に加熱すると褐色になります。

トーストの褐色も、チーズが焼けた褐色も、タンパク質と糖質が一緒に加熱されて生じるもので、ＡＧＥが発生します。こうしたものをとることも、体を老化させる一因となります。食べてはいけないとはいいません。しかし、体を老いさせるものだと意識して、できるだけ「蒸す」「煮る」など、ＡＧＥをつくらない調理法を工夫するとよいでしょう。

○食欲をそそる焼き色は老化をすすめる

善玉菌のために食べておきたい糖質がある

炭水化物を抜いた糖質制限食を始めると、体重がみるみる減っていきます。私も糖質制限食を始めて、わずか2カ月間で10キロも痩せ、その後は体重の変動もなく、適正体重をキープしています。中性脂肪の量も血糖値も下がり、現在も正常な値を保っています。

糖質制限食というと大変そうなイメージがあるかもしれませんが、私がおすすめするのは、毎日の食事から炭水化物を抜く「**炭水化物抜き食**」です。方法は、食事の中から炭水化物を多く含む主食を抜き、間食にも炭水化物を多く含む菓子類を食べない、というだけ。あとは、食物繊維を豊富に含む野菜をたっぷり食べて、元気な腸内細菌を増やす努力をしておけば、週2～3回ステーキを食べ、魚や卵などを毎日とっていても体重は増えません。

私は「健康とはいいとこ取り」だと思っています。週2～3回ステーキを食べても、糖質を一緒にとらなければ、ＡＧＥはできません。たっぷりの野菜を食べれば、悪玉菌を増やすこともありません。そうして肉のパワーを長寿のために費やすことができます。

糖質制限食においても同じです。厳密にそれを行なおうとすると、食べられないものが多くなり大変です。しかも、糖質の中には、腸内細菌のエサになる栄養素もあります。その糖質は善玉菌のために、ぜひ食べてあげてください。**腸内細菌が好む糖はオリゴ糖と糖アルコール**です。これを毎日とっていると乳酸菌などの善玉菌は確実に増えていきます。

日本栄養・食糧学会が、オリゴ糖とビフィズス菌の関係を調査しています。その結果は、オリゴ糖を摂取する以前は約18％だったビフィズス菌が、１週間後に約40％、２週間後には約46％まで増殖していました。ところが、摂取をやめるとわずか１週間で、もとの数値まで戻りました。善玉菌のエサとなる栄養素は、毎日とり続けることが重要なのです。

オリゴ糖は、バナナ、ハチミツ、大豆、玉ネギ、ゴボウ、ニンニク、トウモロコシなどに含まれます。糖アルコールには、キシリトール、ソルビトール、マンニトールなどの種類があります。キシリトールはイチゴやカリフラワー、ホウレン草、玉ネギ、ニンジン、レタス、バナナに、ソルビトールはリンゴやナシに、マンニトールは昆布に豊富です。

これらの食材を毎日食べておくと、善玉菌が増え、長寿に役立ちます。「いいとこ取り」を意識し、バランスよく、食べ過ぎない程度に食べるようにしましょう。

○善玉菌が喜ぶものは毎日食べる

フィトケミカルこそ、体を若返らせる魔法の栄養素

筑波大学の林純一教授は、2012年にマウスを使った興味深い研究結果を発表されています。

ミトコンドリアから活性酸素を過剰に出すマウスは、ある種のがん（リンパ腫）と糖尿病が高頻度に起こりました。ところが、**活性酸素を除去する抗酸化物質を投与すると、がんや糖尿病の発生を抑えられた**のです。

ミトコンドリアが酸素を使ってエネルギーを生み出している以上、少々の活性酸素が発生するのは防ぎようがありません。そこで**細胞は、活性酸素から身を守るための活性酸素除去物質をもともと持っています**。

ところが、加齢とともにミトコンドリアの機能は衰えていきます。機能の落ちたミトコンドリアからは、活性酸素の排出量が増えます。さらに困ったことに、加齢は、細胞が持つ活性酸素除去物質も減らしてしまうのです。

これによって人体は老化に向かい、がんや糖尿病などの生活習慣病が起こっ

てきます。

そうでなくても、現代は活性酸素を生み出しやすい社会です。自然界になかったものが体内に入ってくると、ミトコンドリアは誤作動を起こして、活性酸素を大量に排出してしまうのです。

たとえば、食品添加物や化学薬品、電化製品から発せられる電磁波、水道水の塩素、大気汚染などはみな、活性酸素量を増やす原因になります。過度のストレスや強い紫外線なども、活性酸素をつくり出す一因です。炭水化物のとり過ぎも、活性酸素を大きく増やす結果を招きます。**肥満の人はほとんどが炭水化物のとり過ぎです。**体内に活性酸素や糖化物質がたえず充満している状態になっているので、老化も促進され、腸内細菌も弱りやすくなっています。

現代に生きる私たちが若々しくあり続けるには、**50歳を過ぎたら炭水化物をやめることです。**同時に、活性酸素を無毒化する抗酸化物質を意識して食べましょう。

抗酸化物質はその名を「フィトケミカル」といいます。フィトケミカルは、植物の持つ「色素」「香り」「辛み」「苦み」の成分に含まれます。色が濃く、香りが高く、辛みや苦みなどの味わいが深い野菜を毎日食べることが必要です。フィトケミカルは、ほとんどの野菜、果物、キノコ類、海藻に含まれますが、太陽をたくさん浴びた露地栽培の野菜ほど豊富です。

日頃から、旬や盛りの植物性食品をとっていれば、若返りに役立つのです。

○旬や盛りの野菜・果物が活性酸素の害を消してくれる

果物ジュースの朝食は本当に健康にいいのか？

果物も抗酸化物質を豊富に含む、長寿効果の高い食品です。

順天堂大学で加齢制御医学を研究されている白澤卓二教授は、長野県上高井郡高山村の住民を対象に調査・研究を続けています。**長野県は平均寿命が全国最長であり、一人あたりの高齢者医療費は全国最少額です。**この日本一の長寿県にあって、高山村には温泉があり、リンゴやブドウを栽培する農家が多いことで知られています。

白澤教授は、この高山村に住む24名の高齢者を選び、血液検査によって、その人の寿命を示す遺伝子関連物質を測定しました。その結果、24人中なんと22人が全国平均より長寿の状態にありました。

この調査で最もよい結果を得られたのは、64歳の女性です。彼女はリンゴ園で働いていました。男性のナンバーワンは、71歳の今もブドウ園で働く男性でした。2人とも地産地消の食べ物をとる生活を送り、ストレスのない田舎暮らしを堪能しているとのことです。

ブドウやリンゴなどの果物には抗酸化物質が大量に含まれています。とくにブドウには、レスベラトロールという強力な抗酸化作用を持つフィトケミカルがあります。このレスベラトロールには長寿遺伝子をオンにする作用があるともいわれています。レスベラトロールは、ブドウの果皮やピーナッツの薄皮、赤ワインなどに豊富です。

抗酸化物質を大量に含む果物を頻繁にとることは、長寿に効果的であることが、白澤教授の研究で明らかにされました。ただし、果物は糖質を多く含みます。頻繁に食べたいけれども、一度に大量にとってはいけない食品です。食後のデザートに少量食べるのが、最もよい食べ方でしょう。

なお最近、大量の果物をジュースにして、朝食はそれのみという健康法が流行っているようです。そのとき、たびたび「酵素」の名を聞きます。また、「酵素ダイエット」「酵素洗顔」など、酵素が一つのブームにもなっています。酵素は、種類がさまざまで働き方もすべて異なるという、一言では説明できない物質です。しかも、その働きはいまだよくわかっていないのが現状です。

朝ジュースの場合、糖質をとり過ぎる心配があります。また、**腸の健康にはよく噛んで食べることも重要です。**ジュースにしてしまうと、噛む機会が失われます。**ジュースだけでは、長寿を築けないこと**を知っておいてください。

○ 果物は食後のデザートに少量食べる

「鍋」こそナンバーワン長寿食

私は、日本各地にて「長寿と腸の関係」について講演をさせていただいています。そのとき、たびたび「先生は、長寿のためにどんなものを食べているのか、具体的に教えてください」と質問されます。

わが家の定番メニューは、鍋です。鍋ならば、多くの種類の野菜をザクザク切って肉や魚を加え、体調に合わせてだし汁の種類を変えれば、それだけで長寿食ができあがります。

野菜は煮るとカサが減るので、満腹になる前にたくさんの食物繊維を摂取できます。また、フィトケミカルは固い細胞壁の内側に入っています。細胞壁は煮ることで柔らかくなります。よく噛んで食べれば、**柔らかくなった細胞壁は壊れやすいため、フィトケミカルを効率的にとることができます。**

肉にするか、魚にするかは、その日の腸の具合と冷蔵庫の食材の余り具合で決めています。

わが家でよく食べるのは、豆乳鍋です。大豆イソフラボンの効用は述べました。**イソフラボンも、フィトケミカルの一種です。**豆乳鍋は、汁まで抗酸化食となり、若返りには最適です。また、大豆タンパク質は中性脂肪やコレステロール値を下げてくれますし、大豆はカルシウムの供給源にもなります。「太りすぎだな」「体調が整わないな」というときにこそおすすめです。

また、**キムチ鍋や味噌鍋にすれば、発酵菌をたくさん摂取できます。**鶏塩鍋やトマト鍋、すりおろしたニンニクをたっぷり入れたニンニク鍋、チャンコ鍋などもよく食べます。ふつうの水炊きにし、ポン酢やゴマだれ、もみじおろし、柚子こしょうなど、取り皿の中でバリエーションをつけることもします。たくさんの調味料を使って鍋全体を味つけするよりも、取り皿の中で自分の好みで調味すると、素材の味を楽しみやすくなります。

わが家では、鍋は四季を通じての定番メニューです。夏でも鍋を食べます。**夏は、意外にも体の冷えやすい季節です。**冷房のきいた場所に長時間いると、無意識にも体の深部まで冷えてしまうものです。また、気温の高い屋外と冷房のきいた屋内を行ったり来たりしているうちに、体温調節を司る自律神経のバランスが崩れ、体調不良がもたらされます。そんなときにこそ、体の芯まであたたまる鍋を、大量の汗をかきながら食べてください。**自律神経の乱れがリセットされ、冷えを解消でき、体調が整ってくるでしょう。**

○夏でも鍋は健康にいい

“介護のいらない体”になる5カ条

1条	2条	3条	4条	5条
日本人は農耕民族という思い込みを捨てる。	白米、砂糖、小麦製品など白い炭水化物は食べない。	糖質制限食をしても、善玉菌の喜ぶ糖質はとる。	「色素」「香り」「辛み」「苦み」の強い野菜を食べる。	体調にあわせて食材や味つけを変えて鍋料理を定番食にする。

第5章

本能を目覚めさせる!

細胞の老化を防ぐ生活習慣

「老化」は止められなくても「衰え」は遅らせることができる

「老化は決して逆転できるものではない。むしろ、老化を受け入れ、人生のあらゆる局面を通じて心身を整えておけば、私たちはいつまでも活動的に、快適に生きるのではないか」

これは、米国アリゾナ大学のアンドルー・ワイル教授の著書『ヘルシーエイジング』（上野圭一訳、角川書店）の中の一文です。ワイル教授は、伝統医学やシャーマニズム（巫術《ふじゅつ》）の研究のため、北米や南米を始め、アジアやアフリカ諸国をめぐり、数々のフィールドワークを実践してきました。その経験と研究を通して「真の健康とはどんなものか」を、私たちに提示しています。欧米や日本などの先進国で起こっている「唯物的な近代的価値観の悪あがき」の潮流に果敢に挑戦しているのです。

私たちが求めてきた文明社会には、人を身体的にも精神的にも衰弱に向かわせる要素がそこかしこに存在しています。**私たちが「老化」と呼んでいる現象は加齢の結果なのではなく、実際には「衰え」です。**加齢から逃れることは、誰にもできません。しかし、「衰え」は、自分自身の努力しだいで、誰もが遅らせることができるのです。

運動は、若さを保つために不可欠な要素です。全米ベストドクターに選ばれている内科医ヘンリー・ロッジ博士は「60代でも70代でも若い肉体のままでいることは可能である」と述べています。そのために最も重要なのは、「運動」だというのです。

人類の進化の過程を観察すると、何百万年という歳月をかけて、人間の体と脳は、「成長」か「衰え」か、というメッセージを信号として送受信するシステムを発展させてきました。

運動不足でいると、脳は今が「冬」であると判断し、体は代謝を低下させ、脂肪を蓄えさせます。運動不足は「衰え」のメッセージとしてとらえられるのです。反対に、体を適度に動かしていれば「春」だと判断し、代謝は活発化し、細胞の修復が進みます。**脳と体に「春」を意識させるには、「運動」が何より**

も大切なのです。ロッジ博士はそう主張します。

デスクワーク中心で運動もしない生活は、体に「冬」だと勘違いさせます。肉体は衰弱モードに切り替わり、新陳代謝が落ち、体に脂肪が蓄えられます。結果、肥満になります。しかも、肥満の体であるということは、脳もまた冬眠している状態だといえるのです。

○ 肥満は脳も体もにぶらせる

運動の好き嫌いは遺伝子で決まっていた

加齢による「衰え」を防ぐには、運動が必要です。

ところが、2011年の国民健康・栄養調査では、運動習慣を持つ人の割合が、男性で35・0％、女性で29・2％でした。**運動習慣を持つ人が、国民の3分の1前後しかいないのです。**

米国では、国民の運動不足はさらに深刻な状態にあるようです。成人には1日最低30分の運動がすすめられています。そのわずか30分の運動習慣を、国民の97％もの人が持っていないといいます。

ご存じのとおり、米国では子どもから成人まで、肥満者の増加が大きな社会問題となっています。

こうした現状をふまえ、ミズーリ大学のフランク・ブース博士の研究チームは、なぜ人によって運動の好き嫌いは異なるのか、マウスによる運動実験を行なっています。運動の好き嫌いは、遺伝的な要因なのか、環境によって決められているのか、が調べられたのです。

実験では、複数のマウスを回し車のあるケージに入れて、最も走る量の多かった26匹と、走る量の少なかった26匹にグループわけをしました。そして、各グループ内で交配させます。この過程を10世代繰り返しました。すると、走る量の多いマウス群は、少ないマウス群に比べて、10倍も多く走るようになったのです。

各グループのマウスは、細胞や遺伝子レベルで何が違うのか調査されました。筋肉細胞内にてエネルギーをつくり出しているミトコンドリアの量に違いはありませんでした。ところが、**脳内で働く遺伝子に違いが見つかった**のです。

脳内では1万7000以上の遺伝子が機能しています。そのうちの36の遺伝子に違いがあり、これが運動へのモチベーションにかかわるものとして特定されたのです。

運動の好き嫌いは、遺伝子で決まっていました。しかし、**肥満を防ぎ、「衰え」のスピードをゆるめ、若返りを図るには、運動は必要です。**「面倒くさい」の一言で若返りを放棄しないことです。遺伝的に運動嫌いなのだとしたら、自分自身が苦に感じない方法を見つけ、日常生活にできる範囲で組み入れていけばよいのです。

○国民の3分の2は運動嫌いで老けている

ストイックなジム通いは老化を加速させる

運動というと、全身を使って「ハア、ハア」と息切れするほどハードな動きを長時間継続して行なうことを考える人が多いようです。以前は、「少なくとも1時間持続した運動でなければ、体脂肪がエネルギーとして使われない」として、比較的長時間の運動が推奨されてきました。

ところが近年になって、運動療法による減量への効果は、1日60分の運動と、1回10分程度の運動を数回にわけて合計60分行なうことでは、両者に差がないことがわかっています。つまり、**生活の中のあいた時間を使って、こまめに体を動かすだけでも、体と脳にとっては十分な運動になる**、ということです。

むしろ若返りには、ハードな運動は逆効果になります。広島大学の東幸仁先生らは、20代男性に固定式自転車を1回30分、強い負荷で週に5〜7回こいでもらう実験を行ないました。12週間後、活性酸素によって壊れたDNAの断片が、体内でたくさん見つかりました。**体に負荷のかかり過ぎる運動は、体内の**

活性酸素量を増やし、細胞内のDNAを壊し、体を老いさせる原因になってしまうのです。若返りを目的に運動するならば、ジム通いをしたり、フルマラソンに参加したりするのは、逆効果ということです。

肥満を解消して若返りたいならば、「ほどほどの運動」をすることです。軽く体を動かす程度の運動の場合、血管の内皮組織から抗酸化物質が出て、活性酸素の害を減らすことがわかっています。

また、腸の健康にとっても「ほどほどの運動」はよいことずくめです。まず、**腸の動きが活発になるので、快便力がつきます。**しかも、体力医学研究所による実験では、じっとしているときよりウォーキング後のほうが、**幸福感などの「快」の感情が高まる**というデータが出ています。「ほどほどの運動」によって幸せ物質であるセロトニンやドーパミンの分泌量が増えたのでしょう。幸せ物質が増えたということは、それをつくっている腸内細菌の活動が活発化したことを表しています。

私がおすすめしたい「ほどほどの運動」は、**20～30分程度のウォーキング**です。人類は「二足歩行することによって、人間になった」といわれます。私たちの体は、歩くことを前提につくられているのです。また、ウォーキングによって下半身の筋肉を動かせば、血液の循環がスムーズになります。筋力が高まれば、将来、寝たきりや介護の必要な体になるリスクを避けることができるでしょう。

○1日20〜30分のウォーキングで寝たきりを防げる

「インターバル速歩」「お尻歩き」で長寿遺伝子をオン

運動には、長寿遺伝子をオンにする効果もあることがわかっています。若返り効果が高いのは、じんわりと汗ばむくらいの運動です。翌日に疲れを残すほどのハードな運動は逆効果です。

ウォーキングの速度は、いつもの歩行よりやや速く、ジョギングよりやや遅い程度がよいようです。「インターバル速歩」もよいとされています。「ゆっくり歩く」「速く歩く」を約3分間ずつ交互に繰り返します。激しい運動を長時間継続して行なっていると、体中に活性酸素が増え、老化がますます促されますが、「ゆっくり歩く」「速く歩く」を短時間ずつ交互に行なっていると、活性酸素を増やすことなく、心肺機能を高めることができます。また、筋力をつけながら効率よく脂肪を燃やして、肉体年齢を若返らせることもできるでしょう。安静時より1・5倍ほど心拍数が増えるくらいの運動がよいとされます。

自宅から駅までが離れている人や、駅から職場が離れている人は、仕事の行き帰り、インターバル速歩をするだけで、通勤時間が運動になります。「小走りに走って、歩いて」を繰り返せばよいのです。近所のスーパーに行くときなど、車や自転車を使う人も多いでしょうが、徒歩20～30分の距離ならば、ウォーキングをしましょう。

「ほどほどの運動」ならば、運動する時間を生活の中につくり出していけます。「疲れるな」「面倒だな」と最初は思っても、いざウォーキングで出かけると、心地よい爽快感を覚えるでしょう。**腸内細菌が活発に動き、「幸せ物質」をつくり出してくれるからです。**「心地よい」「楽しい」「幸せ」という感情が出ているのは、腸内細菌が活発化しているサインです。

私も講演会に出かける日には、最寄り駅から会場まで、周りの景色を眺めながら楽しんでウォーキングをよくしていました。

長寿遺伝子の活性化には、筋肉の収縮が必要とされます。私も自宅で行なっている簡単な筋肉運動をお教えしましょう。「お尻歩き」です。床に座ってひざにクッションなどをはさみ、お尻を交互に動かして前後に進むという方法です。前へ10歩進んだら、後ろへ10歩戻ります。朝晩1回ずつで十分ですが、慣れてきたら無理のない程度に増やしていくと、より高い効果を期待できます。

　この運動は、体の土台を支える筋肉を鍛えてくれるので、ヒップアップに役立ちますし、太鼓腹の解消にもなります。

○お腹がぽっこり出ている人は少しずつ体を動かすクセをつける

甘い物が欲しくなったら「丹田呼吸法」

私たちは1日2万回も呼吸をしています。呼吸は、人体を構成する37兆個もの細胞にエネルギーを送り、老廃物を排出しています。**若さを保つには、呼吸も大切です。**

私は長い間、「丹田」を意識した呼吸を自らの健康法として行なってきました。ヨガでは呼吸が重要視されますし、禅宗の坐禅も呼吸法が大事です。いずれも、**丹田を意識し、「ゆっくり息を吸い、吐く」というのが基本**となっています。

呼吸をゆっくりして瞑想《めいそう》する方法は、中国から韓国を経て、鎌倉時代に日本にも伝わり、「禅」となりました。禅はサンスクリット語の瞑想と語源がつながっています。

さて、丹田の場所をお教えしましょう。書物によってとらえ方がさまざまのようですが、おヘソと恥骨の中間当たりに位置しています。厳密にここだ、というのではなく、この辺りを意識して呼吸するようにします。気功の世界では、丹田は気の発電所であり、貯蔵庫といわれます。全身をめぐる気はいったん丹田にたまり、エネルギー変換されるという重要な場所であるわけです。

丹田呼吸法は、自分の呼吸を意識することで、「今、この瞬間の自分」を感覚として知ることができます。目に見えるものや聞こえるものの刺激に動じることなく、自分の内面に集中できます。そうすることで精神は安定しますし、体調も整っていきます。

難しいことを意識する必要はありません。仕事の合間などリラックスしたいとき、軽く目を閉じて肩の力を抜き、丹田を意識しながら鼻から息をゆっくりと吸います。丹田に空気が届き、おなかが膨らんだら、今度は口から少しずつゆっくりと息を吐きます。これだけです。気分がよくなるまで数回繰り返すとよいですが、1回だけでもずいぶん気持ちが違ってくるのを実感できるでしょう。

「脳の唯一の栄養源はブドウ糖」とよくいいますが、**50歳を過ぎたら、脳を動かすのに必要なのは酸素です**。脳を酷使して疲れてくると、甘いものが欲しくなりますが、その一口が肥満のもとです。そんなときにこそ、この丹田呼吸法をしてみてください。

甘い物で得るのとは比べものにならないほどの爽快感が脳に広がり、集中力が増すはずです。

○疲れた脳には甘い物より深呼吸が効く

睡眠不足はなぜ太るのか

睡眠も肥満解消には大事なポイントです。睡眠不足が肥満を導き、糖尿病のリスクを高める可能性について、近年さまざまな研究報告が相次いでいます。

ドイツにあるテュービンゲン大学やリューベック大学、スウェーデンにあるウプサラ大学の研究チームでは、睡眠不足が普段の行動に与える影響を調べるとともに、エネルギーの使われ方にどのような変化がもたらされるのかを研究しています。

この研究報告によれば、睡眠不足になると、食欲を増やすグレリンというホルモンの分泌量が多くなり、飢餓感が増していました。しかも、疲労感が強くなって行動をできるだけ抑えようとするため、消費エネルギーが減ってしまいます。通常、体は休憩時にもエネルギーを使っていますが、その消費エネルギーも抑えられていることがわかりました。

つまり、睡眠不足になると、飢餓感が増して摂取エネルギーが増えるのに、体が使う消費エネルギーが減ります。睡眠不足は、摂取エネルギーと消費エネルギーのアンバランスを引き起こし、これによって肥満のリスクが高まるというのです。

若さを保ち、若返りを促進するホルモンには、性ホルモンの他に成長ホルモンがあります。成長ホルモンは、睡眠が深くなったときに分泌されるため、若返りには質のよい睡眠が必要です。成長ホルモンは午前0時から3時までに体脂肪を燃焼させます。

また、睡眠中には、糖質や脂質の代謝に関与しているコルチゾールも分泌されます。コルチゾールの分泌量が増えるのは、午前3時から6時までです。ですから、**午前0時から6時までは、質のよい睡眠をとっておくと、肥満の解消や若返りに効果的**だというわけです。

今、日本では自分の睡眠に不満を持っていても改善できていない「睡眠難民」が8割以上にのぼるという報告があります。

快眠のポイントは、体温調節です。高かった体温が下がるタイミングで寝つきがよくなり、深く眠れ、途中で起きなくなります。つまり、就寝前後の体温差を大きくすると、熟睡感が高まるのです。

たとえば、夕食に熱いものや辛いものを食べたり、ストレッチやヨガなどの軽い運動をしたりして、体温を上げておくとよいでしょう。

就寝1時間前に入浴するのも、質のよい睡眠をもたらしてくれます。38〜40度のぬるめのお湯に10〜20分間じっくり浸かると効果的です。

○就寝1時間前に体温を上げておくと、質のよい睡眠を得られる

「断食」は腸に負担をかける

体を健康に保つには食事の回数はどうすればよいのか、諸説論じられているため、迷われている方も多いでしょう。「断食は腸によいのでしょうか」という質問をよく受けます。「プチ断食」とか「1日1食」などの健康法が流行っているからでしょう。

腸の健康からいえば、「断食は腸に悪い」といえます。食事をとらない時間が長くなると、腸の粘膜や粘膜にびっしりついている繊毛が萎縮していきます。腸での粘液分泌も減少します。これによって、腸管の働きそのものが低下してしまうのです。

しかも、これにともなって腸内細菌叢の勢力図も変化します。ウェルシュ菌や大腸菌などの悪玉菌が増殖するのです。よく、「プチ断食をすると、真っ黒い宿便が出てくる」といいますが、断食が悪玉菌を増やし、それで黒い大便が出てきているとも考えられます。

断食によって腸粘膜が弱くなれば、腸のバリア機能も低下します。すると、腸管内で繁殖している悪玉菌が、腸管の毛細血管に侵入してしまうことがあります。これを「バクテリアルトランスロケーション」といい、全身の感染症へとつながる、危険な状態です。

私は毎日3食、ほぼ決まった時間に食事をしています。人間の体は日内リズムにしたがって動いています。私たちをがん細胞から守ってくれているNK細胞（ナチュラルキラー細胞）も、日内リズムにしたがって活動しています。**不規則な生活をしているとがんになりやすいのは、日内リズムの乱れによって、NK細胞の働く力が低下するからです。**

食事は、日内リズムを整えるのに、とても役立ちます。ただし、ここでも注意点があります。おなかが空いてもいないのに、「食事の時間だから」といって食べ物を無理やり腸に送り込めば、腸の負担は増すばかりです。腸の健康にとっては、これもよくありません。

食事は、「おなかが空いたから食べる」というのが、腸にとって最も負担のない方法です。私は、食事は、腹八分目で終えるようにしています。食事に物足りなさを残しておくと、次の食事の時間にちょうどおなかが「グ〜ッ」とサイレンを鳴らします。その合図こそ、食べ物を受け入れる準備ができたことを知らせる腸からのサインなのです。

なお、**夜9時から深夜2時頃までは、脂肪分の多い食品をとると太ります。**また、**午後3時は脂肪の燃焼率が最もよくなっています。**「夜9時以降に食べると太る」「おやつは3時に食べる」というのは、日内リズムに従った、とても理にかなったことなのです。

○「3時のおやつ」は理にかなっている

噛むだけで脳が若返る！

よく噛んで食べることの大切さは、みなさんもよくご存じでしょう。「口は第一の消化管」ともよくいわれます。口の中でしっかりものを砕き、細かくしてから腸に送ってあげることで、腸の負担は減ります。また、時間をかけて食べられるので、少量で脳の満腹中枢を刺激でき、食べる量を減らせることも、ご存じのとおりです。

しかし、噛むことのメリットはそれにとどまりません。まず、**「衰え」の最大の原因となる活性酸素を消すことができます**。

唾液には、活性酸素の害を抑え、消去する抗酸化作用のある酵素が含まれています。唾液は噛めば噛むほど増えていきます。体の抗酸化作用を高めるには、唾液をたくさん出しながら食べることです。私は1回1秒、ゆっくりと計30回噛んでから飲み込むことをおすすめしています。**噛むことによって活性酸素を消すには約30秒間かかる**からです。

また、**よく噛むことは、記憶力の向上につながります。**一口につき30回噛んでいると、その刺激で脳の前頭前野と海馬が活性化するのです。前頭前野は脳の中で最も知的で論理的な働きをする部位です。思考計画の立案や学習行為などをつかさどっています。海馬は、「記憶の司令塔」です。「物忘れが激しくなる」というのは、海馬が衰えてきている証です。衰えを防ぐには、運動が必要だと前にお話ししました。一口30回噛むことも、脳の衰えを防ぎ、若返りを図るための脳のエクササイズになるのです。

少し前に、「脳トレーニング」が大流行しました。さまざまな方法が紹介されましたが、**一口30回よく噛んで食べること以上に、効果的な脳トレはない**と私は思っています。

さらに、よく噛んで食べることは、フィトケミカルを効率よく摂取することにつながります。歯で食べ物をよくすりつぶすように食べることによって、細胞壁の内側に入っているフィトケミカルを取り出し、腸から吸収しやすくしてあげることができます。

私たちはなぜ、「おいしい」と感じるのでしょうか。食べ物を少しずつ噛み砕きながら食べている間に、血糖値がゆっくり上がり、エネルギーが脳へ届けられるからです。よく噛むからこそ、食べ物の本来の味がわかるのです。ところが最近は、よく噛まずに「おいしい」と感じさせる味の濃い食べ物が増えています。一口噛んでおいしいと感じるものは、体を老いさせ、太らせ、脳を衰えさせる食べ物であることを覚えておきましょう。

○一口で「おいしい」と感じるものは老化を進める

お酒、タバコは無理にやめなくてよい

最後に、お酒とタバコの話をしましょう。いずれもとり過ぎれば害となります。しかし、**それよりも怖いのは、やめることによって起こるストレスです。**

お酒は、飲める人に休肝日は必要ありません。お酒の分解酵素をしっかり持っていて、飲むことが本当に楽しい人です。そうした人は、お酒を飲まないことがストレスになります。また、**2合までならば、免疫力が高くなることもわかっています。**しかし、**2合以上飲むと、免疫力は弱まります。ビールならば2本、日本酒ならば2合まで**が免疫力に影響を与えない、健康に役立つ量です。

なお、お酒の種類はお好きなものを飲むとよいと思いますが、健康効果の高いのは、赤ワインです。赤ワインには、レスベラトロールという抗酸化作用の高いフィトケミカルが含まれます。ただし、飲み過ぎは禁物。**赤ワインならば、グラス2杯程度が適量です。**

一方、お酒の分解酵素を飲める人の半分しか持っていない人は、自分が飲み

たくて、楽しい気分で飲めるときにだけ、飲みましょう。ビール1杯で真っ赤になる人です。こうした人が「つきあいだから」と飲んでいると、10倍以上の確率で食道がんになるという統計があります。お酒とストレスという二つの害が、免疫力を落としてしまうからです。

一口飲んだだけでひっくり返るという下戸の人は、お酒の分解酵素を持っていません。こうした人は、お酒はストレスになるだけですから、飲んではいけません。

タバコについても、やめることがストレスになるならば、やめないほうがよいのです。タバコは「百害あって一利なし」の嗜好品《しこうひん》です。それでも、**人体にとってはストレスのほうが怖い**のです。

肺がんと1日の喫煙本数を調べた統計があります。1日50本も吸っていると、肺がんになる確率は1本も吸わないときの15・3倍にもなります。しかし、1日10本までならば、2・2倍です。この確率をどうとらえるかは、本人しだいです。

ただ、ストレス発散のために必要なのだとしたら、**体を壊さない程度に吸う**

という選択肢はあると、私は思います。ただし、**限度は10本まで**です。

なお、節煙すると、一度にニコチンをたくさん吸い込もうとして、かえって体によくないとも聞きます。浅く吸ったら吐く、満足したらすぐに火を消すなど、体に負担をかけない吸い方を心がけてください。なお、タバコは周囲に与える悪影響が大きな嗜好品であることを決して忘れてはいけません。

○お酒やタバコよりもストレスのほうが体に悪い

“細胞の老化”を防ぐ5カ条

1条	1日20～30分のウォーキングで体を「冬眠」させない。
2条	「お尻歩き」で長寿遺伝子をオンにする。
3条	丹田呼吸法で脳をリフレッシュ!
4条	夜0～6時は質のよい睡眠を心がける。
5条	食事はおなかが「グ～ッ」と鳴ってからとる。

おわりに

私はときどき思うことがあります。15年前、糖尿病にならず、また太った体のままだったら、自分の寿命はどうなっていたのか、と。体重を増えるにまかせ、老化を「自然現象」と諦めてしまっていたら、今の私はなかったはずです。

人生には転機があります。

私の転機は、糖尿病を発症したことです。医師としてそれは褒められたことではないけれども、自らの体験が肥満を治す方法を研究するきっかけとなりました。そして今、同じ悩みをわかちあう方々の助けになればと、「腸健康法」の重要性をまとめ、本書を出版する結果となりました。

私は今日も「腸健康法」を実践しています。75歳を過ぎて、ますます忙しい毎日を支えてくれているのが「腸健康法」です。腸内細菌や寄生虫が免疫に及ぼす研究に没頭し、本を書き、多くの取材を受け、講演のために日本各地を飛び回っています。70代の体にはきついなと思うこともちょっぴりありますが、それでも超多忙な現役生活に励んでいられるのは、「腸健康法」を実践しているからです。

そう思えば、糖尿病になり、立ち止まって考える機会を得られたことは、悪いことではなかったかなと感じます。

あなたにとっての転機は、本書を読み終えた「今」であるはずです。

知識は実践に移してこそ実を結びます。できない理由を並べるのではなく、長寿人生を謳歌するために、できることから生活に取り入れていってください。

ただし、「やらなければ」と自分を縛りつけてストレスを感じるようなことはしないでください。ストレスほど人の体を傷つける怖いものはありません。

「ストレスは人生のスパイス」という人もいますが、文明社会に生きる私たちは、知らず知らずのうちに、すでに甚大なストレスを心身に負っています。これ以上のストレスは害になるだけです。

私も糖尿病になるくらいですから、もともと炭水化物が大好きでした。

生活から完全に排除してしまうのは寂しいので、昼食にお茶碗に半分だけ、自分の楽しみとして五穀米をいただいています。五穀米ならば、食物繊維が豊富なので、炭水化物が多いとはいえ、血糖値の急上昇を抑えられます。腸内細菌のエサにもなります。

白く精製した炭水化物や食品添加物にまみれた食品は、今日からでも腸内細菌のためにやめてほしいものの第一位ですが、完全にやめるのが大変だというならば、害を最小限にできる形で「お楽しみ」を残してあげるとよいでしょう。「腸健康法」は、文明の家畜化現象から抜け出し、自分の中にある野生性を呼び覚ます健康法です。

厳しいことをいいますが、太った体は炭水化物というエサによって文明に飼いならされ、家畜化している証のようなものです。そうした体が野生性に目覚めたとき、心地よいほどの爽快感、解放感を体感することでしょう。それには、

「腸内細菌が求めているものは何か」

「腸内細菌を元気にするには、どうすればよいか」

と、腸に棲む「もう一人の自分」ともいえる腸内細菌に、日々問いかけることです。

その答えにしたがって行動するところから、体重が減り、身体年齢は若返り、寿命が延び、重篤な病気が予防されるなど、劇的な変化が心身に授けられていくことでしょう。

人は「楽しい」「心地よい」と感じることは苦労せずとも継続できるものです。「腸健康法」がもたらす、そんな幸福感に目を向け、今日のやる気につなげていきましょう。

「腸健康法」で、あなたは必ず痩せられ、長寿人生を若々しく謳歌していってくださることと、著者として固く信じております。

本書は、高田幸絵さんと大和書房の白井麻紀子さんの協力によってつくられました。膨大な資料を整理し、たびたびの議論の末にできたものです。

お二人の協力に感謝いたします。

2013年　盛夏

著者記す

藤田紘一郎
（ふじた・こういちろう）

1939年、中国東北部（満州）に生まれる。東京医科歯科大学医学部を卒業し、東京大学大学院医学系研究科博士課程を修了。医学博士。金沢医科大学教授、長崎大学医学部教授、東京医科歯科大学大学院教授を経て、現在は同大学名誉教授。1983年に寄生虫体内のアレルゲン発見で小泉賞を受賞。2000年にヒトATLウイルス伝染経路などで日本文化振興会社会文化賞および国際文化栄誉賞を受賞。
主な著書に『「腸にいいこと」だけをやりなさい！』（毎日新聞出版）、『アレルギーの9割は腸で治る！』『子どもをアレルギーから守る本』『50歳からは炭水化物をやめなさい』（だいわ文庫）、『「大人のアレルギー」は腸で治す』（小社）などがある。

本作品は、小社より二〇一三年九月に刊行された『一生太らない体をつくる腸健康法』を文庫化したものです。

だいわ文庫

一生太《いっしょうふと》らない体《からだ》をつくる「腸健康法《ちょうけんこうほう》」
我慢《がまん》しないでムリなく痩《や》せる81の方法《ほうほう》

著者　藤田《ふじた》紘一郎《こういちろう》

二〇一六年七月一五日第一刷発行
二〇一八年四月三〇日第一三刷発行

発行者　佐藤 靖
発行所　大和《だいわ》書房
東京都文京区関口一―三三―四 〒一一二―〇〇一四
電話 〇三―三二〇三―四五一一

編集協力　高田幸絵
フォーマットデザイン　鈴木成一デザイン室
本文デザイン　福田和雄（FUKUDA DESIGN）
本文印刷　シナノ
カバー印刷　山一印刷
製本　ナショナル製本

ISBN978-4-479-30601-6
乱丁本・落丁本はお取り替えいたします。
http://www.daiwashobo.co.jp